W0275242

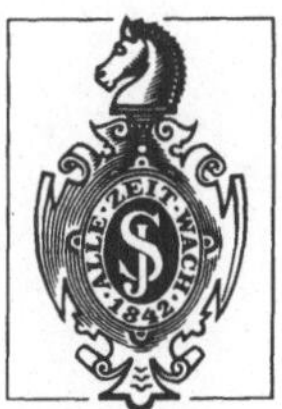
ALLE ZEIT WACH
1842

Aktuelles zur Rektumchirurgie

Herausgegeben von
A. Thiede L. Jostarndt H. Hamelmann

Mit 35 Abbildungen

Springer-Verlag
Berlin Heidelberg New York Tokyo

Prof. Dr. med. A. Thiede
Priv.-Doz. Dr. med. L. Jostarndt
Prof. Dr. med. H. Hamelmann

Abtl. Allgemeine Chirurgie an der
Christian-Albrechts-Universität Kiel
Hospitalstr. 40, 2300 Kiel

ISBN-13:978-3-540-15113-5 e-ISBN-13:978-3-642-70237-2
DOI: 10.1007/978-3-642-70237-2

CIP-Kurztitelaufnahme der Deutschen Bibliothek
Aktuelles zur Rektumchirurgie / hrsg. von A. Thiede ...
– Berlin ; Heidelberg ; New York ; Tokyo : Springer, 1985.
ISBN-13:978-3-540-15113-5

NE: Thiede, Arnulf [Hrsg.]

2124/3140-543210

Vorwort

Rektumamputation und Rektumresektion konkurrieren miteinander seit knapp 100 Jahren als Operationsverfahren beim Rektumkarzinom. In die Indikationsstellung für das eine oder andere Verfahren gehen vor allem Erkrankungslokalisationen, Typisierung, Grad- und Stadieneinteilung, die erforderlichen und erreichbaren Sicherheitszonen, anatomische Verhältnisse und der operationstechnische Standard und funktionelle Faktoren ein. Je gezielter die Abhängigkeit dieser Faktoren voneinander präzisiert werden kann, desto besser kann der Patient hinsichtlich Tumorradikalität und postoperativer Folgen beraten und behandelt werden. In diesem lang anhaltenden Spannungs- und Diskussionsfeld hat die Einführung zirkulärer Nähinstrumente neue Entwicklungsrichtungen ermöglicht. Die Entwicklung der Nähinstrumente wurde Anfang dieses Jahrhunderts von Hültl begonnen und hat neben geraden auch zirkuläre Stapler hervorgebracht, die besonders für die Rektumchirurgie geeignet sind. Diese sind heute mit Einmalklammermagazinen oder als Einmalgeräte verfügbar. Als nächster Entwicklungsschritt folgt wahrscheinlich der Ersatz der Metallklammern durch absorbierbare Klammermaterialien. Grundsätzlich werden im Dickdarmbereich folgende Ziele angestrebt:

1) hohe reproduzierbare Nahtsicherheit,
2) zeitliche Verkürzung des Nähvorgangs und damit Herabsetzung der Gesamtoperationszeit,
3) Erweiterung der operativen Indikationen,
4) Herabsetzung der Öffnungszeiten keimbesiedelter Hohlorgane durch maschinelle Anastomosen,
5) geringere Traumatisierung des anastomosierten Gewebes.

Um die Gefahren- und Fehlermöglichkeiten beim Einsatz der Nähapparate gering zu halten, bedarf es eines speziellen Trainingsprogramms vor dem klinischen Einsatz der Stapler. Um die Wertigkeit solcher Nahtmaschinen zu überprüfen, wird in Kiel schrittweise vorgegangen. Der Einführung der Nähinstrumente folgt eine prospektive Studie, die die Voraussetzungen für eine kontrollierte Studie schafft. Die Daten dieser kontrollierten Studie* mit Auswertung der aktuellen klinischen, radiologischen und funktionsanalytischen Parameter nach Rektumresektionen beim Vergleich zweier Nahttechniken sind Grundlage dieses Buches und sollen als Zeitdokument der Kieler Chirurgischen Schule niedergelegt werden. Sie mögen das Konzept aufzeigen, wie neue Techniken in die

Klinik eingebracht, überprüft und als vor- oder nachteilhaft beurteilt werden können. Ergänzt werden die Studiendaten durch aktuelle Studienergebnisse der perioperativen Antibiotikaprophylaxe und Erkenntnisse zum Problem der lokoregionären Rezidive.

Ein völlig neues Konzept zur häuslichen Pflegeverbesserung, der psychosozialen Nachsorge und sozialen und beruflichen Rehabilitation wird im „Kieler Modell der klinikassoziierten ambulanten Stomatherapeutin" verwirklicht. Die Resonanz und Annahme dieses Modells wurde durch eine Analyse von Fragen und Antworten bei betroffenen Patienten und Hausärzten vorgenommen und zeigt die besondere soziale Bedeutung dieses Modells.

Dieses Buch soll keinen Überblick der Chirurgie des Rektumkarzinoms bieten, sondern mit den vorhandenen sechs Beiträgen wichtige aktuelle Probleme und Entwicklungen in der Rektumchirurgie beleuchten, wissenschaftliche Analysen darstellen und Problemlösungen anbieten, die in dieser Form und Durchführung wenig oder noch gar nicht bekannt sind.

Kiel, im März 1985 H. Hamelmann

---

* Für Hinweise zur Planung und Durchführung danken wir Herrn Prof. Dr. H. Troidl, Köln.

Inhaltsübersicht

Verzeichnis der Mitarbeiter

Baier, J., Dr. med.
Radiologe
Aukamp 5, D-2300 Kiel-Altenholz

Dommes, M., Dr. med.
Abteilung Allgemeine Chirurgie
an der Christian-Albrechts-Universität Kiel
Hospitalstr. 40, D-2300 Kiel 1

Erttmann, M., Dr. med.
Abteilung Allgemeine Chirurgie
an der Christian-Albrechts-Universität Kiel
Hospitalstr. 40, D-2300 Kiel 1

Hamelmann, H., Prof. Dr. med.
Abteilung Allgemeine Chirurgie
an der Christian-Albrechts-Universität Kiel
Hospitalstr. 40, D-2300 Kiel 1

Hein, H.
Amselstieg 5, D-2300 Kiel 1

Jostarndt, L., Priv.-Doz. Dr. med.
Abteilung Allgemeine Chirurgie
an der Christian-Albrechts-Universität Kiel
Hospitalstr. 40, D-2300 Kiel 1

Lau, H. J., Dr. med.
Abteilung Allgemeine Chirurgie
an der Christian-Albrechts-Universität Kiel
Hospitalstr. 40, D-2300 Kiel 1

Nitsche, D., Dr. med.
Abteilung Allgemeine Chirurgie
an der Christian-Albrechts-Universität Kiel
Hospitalstr. 40, D-2300 Kiel 1

Poser, H.-L., Priv.-Doz. Dr. med.
Praxis für Radiologie
Bachstr. 4, D-2330 Eckernförde

Schubert, G., Dr. med.
Abteilung Allgemeine Chirurgie
an der Christian-Albrechts-Universität Kiel
Hospitalstr. 40, D-2300 Kiel 1

Thiede, A., Prof. Dr. med.
Abteilung Allgemeine Chirurgie
an der Christian-Albrechts-Universität Kiel
Hospitalstr. 40, D-2300 Kiel 1

Ullmann, U., Prof. Dr. med.
Abteilung Med. Mikrobiologie
an der Christian-Albrechts-Universität Kiel
Brunswikerstr. 2–6, D-2300 Kiel 1

Vestweber, K.H., Dr. med.
Lehrstuhl II für Chirurgie, Universität Köln
Chirurgische Klinik Merheim
Ostheimer Straße 200, D-5000 Köln 91

Vergleichsanalyse operationstechnischer und klinischer Parameter von manuellen und maschinellen Rektumanastomosen. Eine kontrollierte Studie

A. Thiede, G. Schubert, L. Jostarndt, und H. Hamelmann

Inhaltsverzeichnis

1 Einleitung

In den vergangenen 20 Jahren konnten bedeutende Fortschritte in der chirurgischen Behandlung der Kolon- und Rektumerkrankungen, insbesondere der Karzinome, verzeichnet werden. Durch die Verbesserung der Intensivmedizin und die Weiterentwicklung der taktischen und technischen Konzepte in der Kolonchirurgie sank die Letalitätsrate und Zahl der Komplikationen beträchtlich. So kann die Indikationsstellung für sphinktererhaltende Rektumresektionen heute weiter gefaßt werden, eine Entwicklung, die durch die Einführung mechanischer Klammernahtgeräte gefördert wird.

Nach der Resektion des erkrankten Darmsegments können 3 Verfahren der Darmanastomosierung angewendet werden:

- ▶ End-zu-End-Anastomose,
- ▶ Seit-zu-Seit-Anastomose,
- ▶ End-zu-Seit-Anastomose.

Hell u. Allgöwer (1976) halten die Seit-zu-Seit-Anastomose für technisch am einfachsten, bemängeln jedoch die häufige Blindsackbildung, die zum sog. „Blindsacksyndrom" mit Dysbakterie, Durchfällen und Resorptionsstörungen führt. Der End-zu-Seit-Technik räumen die Autoren eine gewisse Berechtigung ein bei einer sehr breiten Rektumampulle und einem englumigen Colon sigmoideum.

Am häufigsten wird bei der anterioren Rektumresektion die End-zu-End-Anastomose verwendet, denn dann resultieren nahezu physiologische Verhältnisse (Übersicht bei Junginger u. Pichlmaier 1982). Die Darmnaht kann eine oder mehrere Schichten der Darmwand erfassen (ein- oder mehrschichtige Naht), ferner sind ein- oder mehrreihige Nähte möglich, d. h. es werden mehrere Nahtreihen übereinander gesetzt. Die Nähte können als fortlaufende Nähte oder als Einzelknopfnähte erstellt werden. Letztere sind vorzuziehen, da die Nahtspannung dann nicht vom Kontraktions- und Füllungszustand abhängig ist.

Nach Hell u. Allgöwer (1976) bietet die einreihige allschichtige Adaptation auf Stoß, Serosa, Muskularis und Submukosa erfassend, die besten Ergebnisse bezüglich Revaskularisierung, Nahtsuffizienz und Stenoserate, was allerdings kürzlich von Wheeless a. Smith (1983) begründet in Frage gestellt wurde, denn sie sahen experimentell bei invertierten Staplernähten eine schnellere Anastomosenheilung.

Neben der manuellen Naht gewinnen Klammernahtgeräte an Bedeutung. Ziel der Entwicklung dieser Nähinstrumente ist es, Nähte einfacher, schneller und sicherer erstellen zu können.

Das erste Gerät dieser Art konstruierte Hültl (1908, 1911), es hatte ein Gewicht von 3,5 kg und war sehr schwer zu handhaben. Aus diesem Gerät entwickelte

A. v. Petz (1924) ein praktikables Nähinstrument. Sandor (1936) und Tomoda (1937) führten weitere Veränderungen ein. Friedrich (1934) stellte ein Gerät mit austauschbaren Klammermagazinen vor. Man kann es als Vorläufermodell der heute verwendeten amerikanischen Nähinstrumente bezeichnen.

Am Moskauer Sklifossowski-Institut wurden seit 1948 neue Nähinstrumente entwickelt, die zuerst nur für Gefäßanastomosen, dann auch für gastrointestinale Anastomosen verwendet werden konnten (Androsov 1965, 1970; Gritsman 1966).

Von diesen Geräten leitete die U.S. Surgical Corporation Nähinstrumente mit austauschbaren Einmalklammermagazinen ab (Ravitch u. Steichen 1972; Steichen u. Ravitch 1973). Die Klammern dieser Geräte quetschen das Gewebe nicht, sondern adaptieren es so, daß das Gewebe distal der Klammernahtreihe durchblutet bleibt.

Vier Reihen von Nähinstrumenten wurden entwickelt:

● TA 30, 55 und 90 (Thoraco-Abdominal Stapler).

Anwendungsindikation: Erstellung von geraden Nähten, u.a. von Darmblindverschlüssen, z.B. Duodenalverschluß. Nachteil: Evertierte Nähte führen bei Lokalisation im Kolorektalbereich zu einer erhöhten lokalen Infektionsrate (Dunn et al. 1978).

● GIA (Gastro-Intestinal Anastomosis Stapler).

Anwendungsindikation: Durchtrennung eines zuvor geschlossenen Hohlsystems ohne Eröffnung desselben oder Seit-zu-Seit-Anastomosierung zweier intestinaler Lumina mit invertierter Naht.

● LDS (Ligate and Divide Stapler).

Anwendungsindikation: mechanisches Setzen zweier Ligaturen und Durchtrennung.

● EEA (Entero-Enteric Anastomosis) Nahtpistole, seit 1978 erhältlich, aus dem russischen Gerät STPU entwickelt.

Anwendungsindikation: zirkuläre, invertierte Allschichtnaht.

Im kolorektalen Bereich sind die mit geraden Nähinstrumenten durchgeführten Anastomosen durch die Einführung der zirkulären Nähinstrumente überholt. Mit der EEA-Nahtpistole sind gerade die anterioren und tiefen anterioren Rektumresektionen erleichtert worden. Das Nähinstrument kann dabei transanal – ohne zusätzliche Koloneröffnung – eingeführt werden (Goligher 1982).

Die wissenschaftliche Überprüfung der EEA-Nahtpistole hinsichtlich Indikationsstellung und Praktikabilität im Kolorektalbereich erfolgte in mehreren Studien. Thiede et al. (1981) führten eine prospektive Studie an 91 Patienten durch, darin kam es in 7% der Fälle zu klinisch relevanten Nahtdehiszenzen und nur bei 1% zu einer temporären Stenose mit klinischer Bedeutung. Thiede et al. sahen bei der EEA-Nahtpistole handhabungstechnische Vorteile bei tiefen Rektumanastomosen in 3–5 cm Höhe und meinten, die Indikation auf besonders tiefe Anastomosen ausdehnen zu können. Bockelmann et al. (1983) kamen bei vergrößertem Kollektiv von 115 Patienten zu ähnlichen Ergebnissen (5,2% Dehiszenzen und 2,6% Stenosen mit klinischen Symptomen).

Entscheidend für den Erfolg bei Eingriffen an Kolon und Rektum ist eine effektive präoperative Darmvorbereitung, da bei der Eröffnung des keimbesiedelten Darmlumens mit infektiösen Komplikationen gerechnet werden muß. Zur mechanischen Reinigung dienen Laxanzien, ballaststoffarme Diät, Reinigungseinläufe und die orthograde Darmspülung (Stock et al. 1977). Zur weiteren Keimreduzierung werden diese Verfahren heute meist mit einer lokalen oder systemischen oder beides beinhaltenden Antibiotikaprophylaxe kombiniert. Bei der systemischen Antibiotikaanwendung muß nach Thiede et al. (1982) unterschieden werden zwischen

- Langzeitprophylaxe, Behandlung über Tage hinweg,
- Kurzzeitprophylaxe, ca. 2 h präoperativ beginnend für 24–48 h,
- Ultrakurzzeitprophylaxe, eine Antibiotikadosis bei Beginn der Operation, eine weitere am Schluß,
- „Single-dose-Prophylaxe", nur eine Dosis bei Operationsbeginn.

Je kürzer die Dauer der Antibiotikaapplikation ist, um so geringer sind auch ihre Gefahren, z. B. Hospitalismus; die Reduktion der Wundinfektion bleibt nach Thiede et al. trotz der kurzen Medikationsdauer gesichert.

Nachdem erste gute Erfahrungen mit der EEA-Nahtpistole gewonnen wurden, war es nach Lorenz u. Rhode (1979) gerechtfertigt, als nächsten Schritt zur klinischen Bewertung eine prospektive Studie durchzuführen (Bockelmann et al. 1983) und erst nach Auswertung dieser Studie die Frage der Überlegenheit der EEA-Naht oder Handnaht in einer kontrollierten Studie zu überprüfen. Einige Parameter, wie z. B. Dehiszenzrate und Fistelbildungen, korrelierten eng mit der Anastomosenhöhe. Je tiefer solche Anastomosen waren, desto häufiger traten Komplikationen auf. Daraus ergab sich die Forderung einer kontrollierten randomisierten klinischen Studie, in der maschinelle und manuelle Anastomosen nach Rektumresektionen verglichen werden, bei Berücksichtigung eindeutiger Definitions- und Bewertungsparameter für die prä-, intra- und postoperative Behandlungsphase.

2 Studienfragen

1) Welche Meßverfahren ermöglichen die Objektivierung der
a) Tumorlokalisation,
b) Radikalität der Resektion,
c) Anastomosenlokalisation?

2) Wie hoch ist die Wundheilungsstörungsrate bei Verwendung der orthograden Spülung mit enteraler Zufuhr schwerlöslicher Antibiotika (Paromomycin) und einer systemischen Antibiotikaanwendung (Cefotaxim)?
3) Sind bei Rektumresektionen alle Anastomosen mit beiden Nahttechniken möglich?
4) Bleiben Hand- und Staplernahtgruppe trotz des Auftretens der WD-Fälle („withdrawn cases") vergleichbar?
5) Weisen die „WD-Fälle" eine unterschiedliche Verteilung bei Männern und Frauen auf und damit auf unterschiedliche anatomische und funktionelle Verhältnisse hin?
6) Gibt es Trends für oder gegen die Anwendung des EEA-Nähinstruments in den Vergleichsgruppen A (Hand) und B (Nähinstrument)?

7) Kann die Anwendung des Nähinstruments für Rektumanastomosen empfohlen werden hinsichtlich

a) Praktikabilität,
b) Operationsdauer,
c) Erweiterung der Indikationsstellung?

8) Bei welchem Krankengut ist technisch die Verwendung des Nähinstruments eindeutig vorteilhaft?

3 Material und Methoden

3.1 Generelles taktisches Konzept in der Rektumchirurgie

Folgende Punkte wurden in der Studie als Voraussetzung angesehen:

● Definition des Patientenkollektivs:
Die zur Rektumresektion führende Primärerkrankung ist im Rektum lokalisiert oder sie greift auf das Rektum über.

● Präoperative Sicherung von Diagnose und Ausdehnung der Erkrankung:
Präoperativ erfolgt die Sicherung der Diagnose, die Lokalisation eines Tumors und die Beurteilung der lokalen Operabilität durch 3 Untersuchungsmethoden:

a) Clinical Staging nach Mason, soweit der Befund digital erreichbar ist (Mason 1976),
b) Kolon- und Rektumröntgenuntersuchung in der Welin-Technik (Welin u. Welin 1976),
c) Endoskopie und Biopsie.

● Klärung der allgemeinen Operabilität durch Untersuchung und – bei Bedarf – Vorbehandlung des kardiorespiratorischen Systems und des peripheren Kreislaufsystems.

● Darmreinigung:
Zur bestmöglichen präoperativen Darmreinigung wird bei allen Patienten eine orthograde Darmspülung mit ca. 8–10 l Kochsalzlösung unter Zusatz des enteral schwer resorbierbaren Antibiotikums Paromomycin (1 g/l) über eine Magensonde ca. 12 h vor der Operation durchgeführt.

● Parenterale Antibiotikagabe:
Es wird eine systemische Ultrakurzzeitantibiotikaprophylaxe mit 2 mal 2 g Cefotaxim durchgeführt (2 g Cefotaxim 60–30 min präoperativ, weitere 2 g am Ende der Operation).

● Intraoperative Anastomosenkontrolle:
Die Dichtigkeit der frischen Anastomose wird intraoperativ durch die transanale Instillation von Kochsalzlösung überprüft. Der Austritt von Flüssigkeit in den Bauchraum ist beweisend für eine primäre Nahtinsuffizienz.
Bei der Verwendung des Nähinstruments ergeben sich schon Hinweise auf eine Anastomoseninsuffizienz aus den beiden im Maschinenkopf befindlichen Gewe-

beringen, wenn einer oder beide nicht vollständig sind. Primäre Anastomosenleckagen werden sofort durch Einzelknopfnähte übernäht.

● Anastomosenschutz:
Die Anastomosenprotektion erfolgt durch Anlegen einer Zökalfistel mit einem Pezzer-Katheter. Bei intraoperativ gefährdeter Anastomose ist gelegentlich eine vorgeschaltete Kolostomie erforderlich, die Operation ohne Anastomosenschutz ist die Ausnahme.

● Direkte Messung der Distanzen:
Zur Objektivierung der Tumor- bzw. Anastomosenlokalisation dient präoperativ die rektoskopische Untersuchung, intraoperativ ein gerades Meßinstrument (starres Gummirohr).

● Intraoperative Berücksichtigung der Radikalitätskriterien bei Karzinompatienten:
Die zentral-kranialwärts laufenden Lymphbahnen werden entfernt und die A. mesenterica inferior nahe ihrem Abgang von der Aorta abdominalis ligiert. Bei der Rektumresektion wird ein Sicherheitsabstand zwischen distalem Tumorrand und der distalen Rektumresektionslinie von ca. 5 cm nach intraoperativer Mobilisierung

Tabelle 1. Nachsorgekonzept für Patienten nach Rektumresektion wegen Adenom, Karzinom oder Divertikulitis

	1. Jahr Monate				2. Jahr Monate				3. Jahr Monate		4. Jahr Monate		5. Jahr Monate	
	3	6	9	12	3	6	9	12	6	12	6	12	6	12
Klinische Untersuchung und klinischer Fragebogen	xo	xo.	xo	xo.	x	xo	x	xo.	xo	x	xo.	x	xo	x
Laborwerte	xo	xo.	xo	xo.	x	xo	x	xo.	xo	x	xo.	x	xo	x
CEA (karzinoembryonales Antigen)	xo	xo.	xo	xo.	x	xo	x	xo.	xo	x	xo.	x	xo	x
Untersuchung auf Blut im Stuhl	xo	xo.	xo	xo.	x	xo	x	xo.	xo	x	xo.	x	xo	x
Röntgen:														
Kontrasteinlauf (KE)		xo		xo.		xo			xo		xo.		xo	
i. v.-Pyelogramm		x				x					x			
Thorax		x		x		x			x		x		x	
Endoskopie	xo	xo.	xo	xo.	x	xo	x	xo.	xo	x	xo.	x	xo	x
Fakultativ														
Sonographie														
Zystoskopie														
Computertomographie (CT)														
Leberszintigraphie														
Knochenszintigraphie														

°· Adenom ohne maligne Entartung, Divertikulitis
° Adenom mit maligner Entartung
ˣ Karzinom

gefordert. Durch eine Schnellschnittuntersuchung des Resektionsrandes bzw. des distalen abgetrennten Ringes im Nähinstrument hat der Operateur schon intraoperativ eine Kontrolle.

● Histologisches Typing, Grading, Staging (pTNM) und Festlegung der Prognosegruppen durch mehrere Pathologen, spezielle Kontrolle und Korrektur durch einen weiteren Pathologen.

● Radiologische Anastomosenkontrollen:
Die erste röntgenologische Anastomosenkontrolle erfolgt zwischen dem 8. und 12. postoperativen Tag in der Doppelkontrasttechnik in 3 Ebenen mit Peritrast RE, spätere Kontrollen erfolgen mit bariumsulfathaltigen Kontrastmitteln.

● Kontinenzverhalten:
Es wird neben der klinischen Analyse des Kontinenzverhaltens eine manometrische Objektivierung der anorektalen Funktion vor und nach der Rektumresektion vorgenommen.

● Follow-up (Nachsorge):
Alle Patienten werden in ein 5-jähriges Nachsorgeprogramm aufgenommen, das in den ersten beiden Jahren Laborwert- und endoskopische Kontrollen in 3-monatigem Abstand und Röntgenuntersuchungen des Kolons in der Doppelkontrasttechnik in 6-monatigem Abstand vorsieht. Nach 2 Jahren verlängern sich die Abstände zwischen den Untersuchungen (Tabelle 1).

3.2 Technisches Vorgehen bei Handnaht und EEA-Naht

Bei beiden Nahttechniken erfolgte vorher die übliche anatomische Präparation zur tiefen anterioren Rektumresektion. Beteiligt waren 3 Operateure.

a) Handnaht (Abb. 1):
Die spannungsfreie End-zu-End-Anastomose zwischen Kolon und Rektumstumpf wurde an der vorderen Zirkumferenz durch eine Stoß-auf-Stoß-Einzelknopfnahtreihe aus Polyglykolsäurefäden (2. Generation) der Stärke 3-0 USP hergestellt, während die Hinterwand mit einer lumenadaptierenden seromuskulären Einzelknopfnahtreihe (3-0 USP) und einer schleimhautadaptierenden Reihe (4-0 USP) versorgt wurde (Nockemann 1980).

b) Instrumentelle Naht (EEA-Stapler):
Zur Darstellung der Anastomosen wurde das von der U.S. Surgical Corporation entwickelte Auto-suture-Gerät EEA (Entero-Enteric Anastomosis) verwendet. Für dieses Gerät stehen Klammermagazine in 3 Größen zur Verfügung:

EEA 31, grünes Magazin: Außendurchmesser (AD) = 31 mm, Innendurchmesser (ID) = 21 mm;
EEA 28, blaues Magazin: AD = 28 mm, ID = 18 mm;
EEA 25, weißes Magazin: AD = 25 mm, ID = 15 mm.

Nach transanaler Einführung des Staplers wird das kaudale Darmende über das Klammermagazin gestülpt und mit einer Tabaksbeutelnaht fixiert, ebenfalls mit einer Tabaksbeutelnaht erfolgt die Fixierung des kranialen Darmendes über der Druckplatte. Mit Hilfe der Flügelschraube am Ende der Nahtpistole nähert man Kopf und Druckplatte soweit, daß die Darmenden fest aufeinandergepreßt werden. Beim Zusammenführen der Handgriffe dringen die Klammern in das Gewebe ein

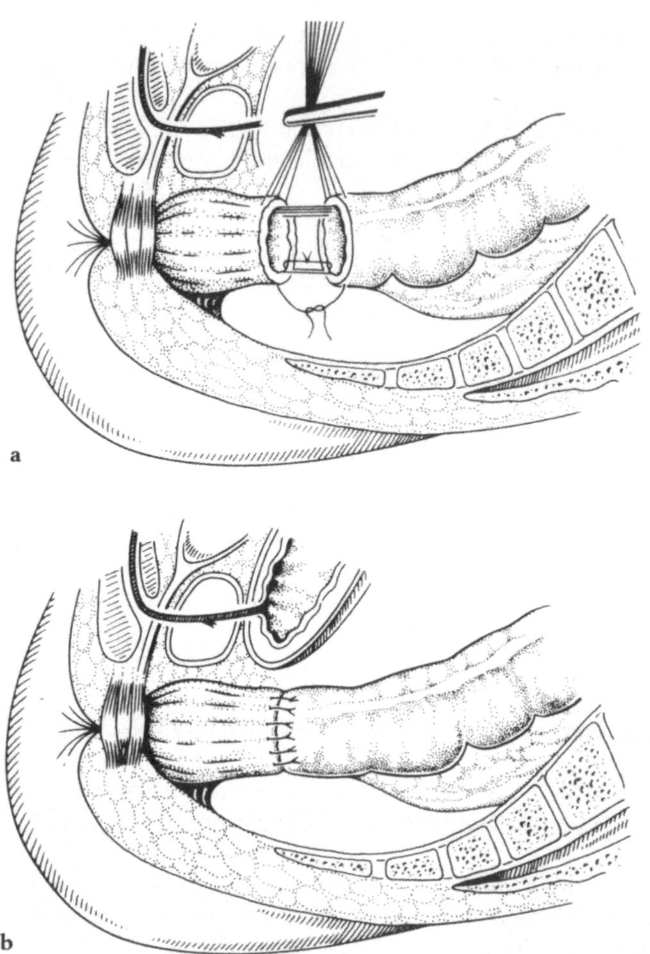

Abb. 1 a. Grundprinzipien der handgenähten Rektumanastomosen mit eingebrachten Fäden (Vorderwand: Czerny-Naht; Hinterwand: Wölfler-Naht); Distanz der Fäden zueinander und zum Schnittrand ca. 4 mm. **b** Manuell erstellte fertige End-zu-End-Anastomose

und werden zu einer nichtquetschenden B-Form zusammengedrückt, so ist die Durchblutung des Gewebes distal der Klammernahtreihe gewährleistet. Gleichzeitig schneidet das Rundmesser überstehendes Gewebe ab. Es entsteht eine zirkuläre, invertierte, zweireihige Klammernahtreihe (Abb. 2). Weitere Nähte sind nach Entfernung des Nähinstruments bei technisch korrekter Anwendung und nach erfolgter Suffizienzprüfung der Anastomose nicht erforderlich.

3.3 Studienplanung und Durchführung

Die Operationen der kontrollierten Studie wurden im Zeitraum vom 12.12. 1979 bis zum 04.01. 1982 an der Chirurgischen Universitätsklinik in Kiel durchgeführt. Die Aufnahme in die Studie war abhängig von der Zustimmung der Patienten nach

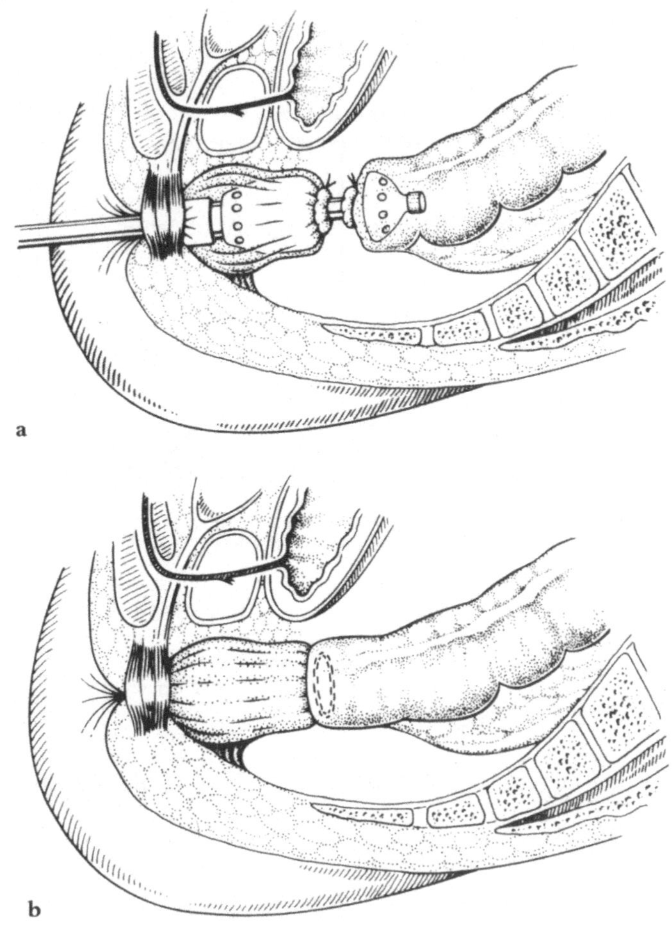

Abb. 2a. Position der Nahtpistole vor der endgültigen Adaption der beiden Kolonstümpfe. **b** End-zu-End Anastomose nach Entfernung des Nähinstruments

entsprechender Aufklärung. Die Studienkollektive umfassen Patienten mit resektablen Tumoren des Rektums. Aber auch Patienten mit entzündlichen Erkrankungen, die eine teilweise Resektion des Rektums erforderten, wurden in die Studie aufgenommen. Der untere Tumorrand mußte bei präoperativer rektoskopischer Messung eine Höhe von 5–15 cm von der Anokutanlinie aufweisen. Die endgültige Entscheidung, ob ein Patient in die Studie kam, ergab sich erst nach Eröffnung des Abdomens und Präparation des Rektums, wenn feststand, ob der Patient

a) operabel war,
b) für eine Resektion geeignet war,
c) zwischen Tumorunterrand und Resektionslinie eine Distanz von ca. 5 cm nach Mobilisation des Rektums zu gewinnen war.

Patienten, bei denen aus Radikalitätsgründen nur eine Rektumamputation oder die Anlage eines palliativen Anus praeternaturalis möglich war, fielen aus der Studie

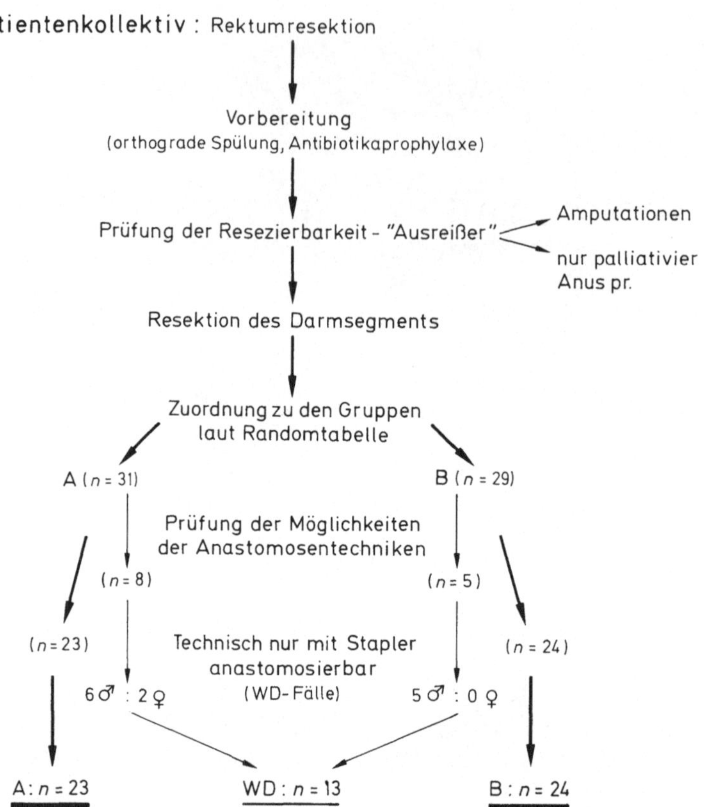

Abb. 3. Rektumresektion, kontrollierte Studie, Handnaht (A) vs. EEA-Staplernaht (B). Studienplanung und Durchführung mit Entstehung der WD-Fälle

heraus („escape cases"). Nach der Resektion des Darmsegments erfolgte die Zuordnung zu den Gruppen laut Randomtabelle in geschlossener Randomisierung:
Gruppe A: Handnaht (n = 31),
Gruppe B: EEA-Naht (n = 29).
Waren Rektumstumpf und Kolon technisch nur mit dem Nähinstrument transabdominal anastomosierbar, so wurden diese Patienten als WD-Fälle („withdrawn cases") bezeichnet und nicht der ursprünglichen Gruppe, sondern einer gesonderten Gruppe (WD) zugeordnet (Lorenz, persönliche Mitteilung 1982). So ergaben sich (s. auch Abb. 3):
Gruppe A (Handnaht; n = 23),
Gruppe B (EEA-Naht; n = 24),
Gruppe WD (nur mit dem Nähinstrument kontinenzerhaltend resezierbar; n = 13).

3.4 Charakterisierung des Patientenkollektivs; Typing, Grading, Staging der Karzinome

a) Altersangaben der Patienten (Tabelle 2)
Die Altersangaben wurden nach dem Median-Quartil-System aufgeschlüsselt. Der Median des Gesamtkollektivs liegt bei 64 Jahren. Dabei ist die Gruppe B mit dem Medianwert von 69 Jahren etwas älter als die Gruppen A und WD mit jeweils einem Median von 60 Jahren. Eine statistische Signifikanz besteht jedoch nicht.

b) Diagnosenverteilung (Tabelle 3)
Die Karzinome bilden mit 54 Fällen (90%) die Hauptindikation für die tiefe anteriore Resektion. In 5 Fällen mußte wegen Adenomen reseziert werden, in einem Fall wegen Divertikulitis. Die Patienten mit Rektumadenomen weisen mit 4 von 5 Fällen eine Häufung in der Gruppe B auf.

c) Typing, Grading, Staging der Karzinome
Die histologischen Untersuchungen wurden durch einen Pathologen nach den Richtlinien von Hermanek (1982) vorgenommen, dadurch ist die Vergleichbarkeit der Ergebnisse gewährleistet.[1]

Typing (Tabelle 4)
Von den 54 Karzinompatienten waren 48 (88,9%) an einem Adenokarzinom, die restlichen 6 Patienten an einem schleimbildenden Adenokarzinom erkrankt. Innerhalb der 3 Gruppen sind nur kleine Unterschiede festzustellen.

Grading (Tabelle 5)
Der gut differenzierte Tumor (Malignitätsgrad I, n = 6) ähnelt histologisch weitgehend dem Dickdarmepithel. Diese Ähnlichkeit ist beim schlecht differenzierten Karzinom (Malignitätsgrad III, n = 8) kaum noch vorhanden. Der mäßig differenzierte Tumor (Malignitätsgrad II, n = 40) nimmt eine Mittelstellung ein.

Staging nach UICC (Tabelle 6)
Nach der Klassifikation der UICC 1978 (s. Harmer 1980) erfolgt die Einteilung der Karzinompatienten in vier Stadiengruppen. Zum Stadium I a, T 1 N 0 M 0, zählen 6 Patienten, zum Stadium I b, T 2 N 0 M 0, 24 Patienten. Nur ein Patient kann dem Stadium II, T 3, T 4 N 0 M 0, zugeordnet werden. Das Stadium III, jedes T, N 1 M 0, umfaßt 14 Patienten, und das Stadium IV, jedes T, N 4 M 0 oder jedes T, jedes N, M 1, ist in unserer Studie mit 8 Patienten vertreten.
Die metastatische Absiedlung in die Leber sowie infiltratives Wachstum in die Umgebungsorgane tritt in Gruppe B gehäuft auf, ist aber nicht signifikant different zur Gruppe A.

[1] Die nachträgliche nochmalige Präzisierung von Typing, Grading und Staging erfolgte durch H. K. Müller-Hermelink.

Tabelle 2. Patientenkollektiv (Alter)

Gruppe	n	Spannweite	Median [x̃]	1. Quartil	3. Quartil
A	23	40–81	60	51	73
B	24	40–84	69	61	75
WD	13	33–75	60	46	66
Gesamt	60	33–84	64	55	73

Tabelle 3. Diagnosenverteilung

Gruppe	n	Karzinome	♂ : ♀	Adenome	♂ : ♀	Divertikulitis	♂ : ♀
		n [%]		n [%]		n [%]	
A	23	22 (95,7)	9 : 13	1 (4,5)	0 : 1	0 (0)	0 : 0
B	24	20 (83,3)	8 : 12	4 (16,7)	2 : 2	0 (0)	0 : 0
WD	13	12 (92,3)	10 : 2	0 (0)	0 : 0	1 (7,7)	1 : 0
Gesamt	60	54 (90,0)	27 : 27	5 (8,3)	2 : 3	1 (1,7)	1 : 0

Tabelle 4. Histologisches Typing

Gruppe	n	Adenokarzinom		Schleimbildendes Adenokarzinom		Sonstige
		n	[%]	n	[%]	
A	22	20	(91)	2	(9)	0
B	20	18	(90)	2	(10)	0
WD	12	10	(83,3)	2	(16,7)	0
Gesamt	54	48	(88,9)	6	(11,1)	0

Tabelle 5. Histologisches Grading

Gruppe	n	Malignitätsgrad					
		I		II		III	
		n	[%]	n	[%]	n	[%]
A	22	1	(4,5)	19	(86,4)	2	(9)
B	20	2	(10)	14	(70)	4	(20)
WD	12	3	(25)	7	(58,3)	2	(16,7)
Gesamt	54	6	(11,1)	40	(74,1)	8	(14,8)

Tabelle 6. Histologisch korrigierte Stadieneinteilung (pTNM-Klassifikation)

Gruppe	n	Ia		Ib		II		III		IV		TxNx-M0	
		n	[%]	n	[%]	n	[%]	n	[%]	n	[%]		
n	[%]												
A	22	3	(13,6)	10	(45,5)	0		5	(22,7)	3	(13,6)	1	(4,5)
B	20	0		9	(45)	1	(5)	6	(30)	4	(20)	0	
WD	12	3	(25)	5	(41,7)	0		3	(25)	1	(8,3)	0	
Gesamt	54	6	(11,1)	24	(44,4)	1	(1,9)	14	(25,9)	8	(14,8)	1	(1,9)

Tabelle 7. Lebermetastasen, Infiltration des Karzinoms in umgebende Organe

Gruppe	n	Lebermetastasen		Blaseninfiltration		Prostata- oder Uterusinfiltration		Vaginalinfiltration	
		n	[%]	n	[%]	n	[%]	n	[%]
A	22	3	(13,6)	1	(4,5)	–		–	
B	20	4	(20)	2	(10)	4	(20)	1	(4,2)
WD	12	1	(8,3)	1	(8,3)	–		–	
Gesamt	54	8	(14,8)	4	(7,4)	4	(7,4)	1	(1,9)

Tabelle 8. Begleiterkrankungen (prozentuale Verteilung)

Gruppe	n	Mit Begleiterkrankungen		Nur eine Begleiterkrankung		Kombinierte Begleiterkrankungen	
		n	[%]	n	[%]	n	[%]
A	23	14	(60,9)	11	(47,8)	3	(13,0)
B	24	14	(58,3)	11	(45,8)	3	(12,5)
WD	13	6	(46,2)	4	(30,8)	2	(15,4)
Gesamt	60	34	(56,7)	26	(43,3)	8	(13,3)

Tabelle 9. Begleiterkrankungen

Gruppe	n	Kardiopulmonale Erkrankung	Gastrointestinale Erkrankung	Urogenitale Erkrankung	Neurologische Erkrankung	Varikose	Hypertonie	Diabetes	Leistenhernie	Adipositas
A	23	3	1	2	1	4	2	3	1	3
B	24	6	1	2	0	4	2	1	0	0
WD	13	1	2	1	1	2	1	0	1	0
Gesamt	60	10	4	5	2	10	5	4	2	3

d) Begleiterkrankungen (Tabellen 8 und 9)
Begleiterkrankungen fanden sich bei 34 Patienten (56,7%), bei 8 Patienten (13,3%) lagen kombinierte Begleiterkrankungen vor. Zwischen den Gruppen bestehen keine wesentlichen Unterschiede.

Tabelle 9 zeigt eine Aufschlüsselung der Begleiterkrankungen auf einzelne Organe, Organsysteme bzw. Krankheitsbilder. Statistische Berechnungen sind bei diesem kleinen Zahlenmaterial nicht sinnvoll.

3.5 Bestimmung der Meßwerte

a) Distanzmessungen
Für Vergleichsbetrachtungen ist es wichtig, objektive Meßergebnisse zu erhalten. In der kontrollierten Studie wurden deshalb direkte Meßmethoden angewendet.
Präoperativ: Bei Karzinompatienten wird der Abstand des unteren Tumorrands von der Anokutanlinie mit dem Rektoskop bestimmt.
Intraoperativ: Die intraoperativen Höhenlokalisationsmessungen erfolgen durch transanales Einführen eines starren Gummirohrs. Das obere Ende wird manuell in Höhe des Meßpunkts fixiert. Die Distanz wird dann durch Markierung des Gummirohrs in Höhe der Anokutanlinie bestimmt. Auf diese Weise wird gemessen:

- die Distanz vom Tumorunterrand zur Anokutanlinie bei mobilisiertem, ausgespanntem Rektum (nur bei Karzinomen);
- die Höhe der Anastomose: Distanz der Anastomose zur Anokutanlinie.

Außerdem wird noch die Distanz Tumorrand-Resektionsrand intraoperativ am frischen Präparat in ausgespanntem und in nichtausgespanntem Zustand gemessen. Postoperativ bestimmt der Pathologe diesen Abstand noch einmal am fixierten Präparat.

Bei den Messungen bei einer Stapleranastomose (grüner Kopf) muß berücksichtigt werden, daß durch das Ringmesser jeweils ein ca. 1,0 cm langes kreisförmiges Rektumstück abgeschnitten wird. In den niedergelegten Angaben ist dieses jeweils einbezogen.

b) Bestimmung des Blutverlusts
Relativ genaue Angaben über den intraoperativen Blutverlust erhält man

- durch Messung der Blutmenge im Sauger und
- durch Bestimmung der Gewichtsdifferenz der während der Operation benutzten, primär trockenen Tücher und Tupfer.

3.6 Statistik

a) Randomisierung
Die Randomisierung ermöglicht eine streng zufällige Zuteilung zu den Vergleichsgruppen. Ein systematischer Fehler, z.B. eine gewollte oder unbeabsichtigte Einseitigkeit bei der Patientenzuteilung kann nicht entstehen. Nach Barth (1978) ist die Randomisierung den anderen Zuteilungsverfahren, wie z.B. der alternierenden Reihe, überlegen.

Die Randomisierung erfolgt mittels Randomzahlen, die jeweils den Gruppen A oder B zugeordnet werden.

b) Datenanalyse

Die Analyse der Meßergebnisse wurde nach dem Median-Quartil-System vorgenommen. Dazu werden die in der Versuchsreihenfolge aufgelisteten Werte (Urliste) nach ihrer Größe geordnet (Rangliste). Durch Differenzbildung erhält man die sog. Spannweite der Werte. Jetzt kann man den Median, 1. und 3. Quartil bestimmen. Der Median ist derjenige Wert, der die Werteskala der Rangliste in eine obere und eine untere Hälfte teilt. Quartile teilen die Rangliste in Viertel ein, d.h. das 1. Quartil trennt das obere, das 3. Quartil das untere Viertel der Rangliste ab, sie sind ein Maß für die Streuung innerhalb der Probe.

Zur Prüfung der Signifikanz wurde der U-Test von Wilcoxon, Mann und Whitney verwendet (Sachs 1978).

Der Vorteil der Aufschlüsselung nach dem Median-Quartil-System liegt darin, daß Extremwerte und Streuung erfaßt werden, die Methode gegen Ausreißer unempfindlich ist, der Rechenaufwand relativ gering bleibt und Signifikanztests ohne großen Rechenaufwand durchführbar sind.

Die Werte, die als Beobachtungsraten vorliegen, wurden mit dem χ^2-Test auf Signifikanz überprüft (Sachs 1978). Wenn statistisch signifikante Unterschiede festgestellt wurden, so ist dies bei den entsprechenden Tabellen vermerkt.

4 Ergebnisse

4.1 Analyse der Gruppen A, B und WD

4.1.1 Lokalisationsabhängige Verteilung der WD-Fälle (Tabelle 10)

Als WD-Fälle („withdrawn cases") sind die Fälle definiert, die kontinenzerhaltend nur mit dem EEA-Nähinstrument resezierbar waren. Betrachtet man nun die Häufigkeit des Auftretens von WD-Fällen in Abhängigkeit von den Anastomosenlokalisationen, so ist auffallend, daß im mittleren Rektumdrittel (9 cm und höher) alle

Tabelle 10. Verteilung der WD-Fälle (transabdominal nur mit dem EEA-Stapler kontinenzerhaltend resezierbar)

Anastomosenlokalisation	n	WD-Fälle	♂	♀
Mittleres Rektumdrittel u. höher (9 cm und höher)	11	–	–	–
Unteres Rektumdrittel				
6–8 cm	28	4	4	–
3–5 cm	21	9	7	2
Gesamt	60	13 (21,6%)	11	2

Anastomosen (n = 11) wie geplant nach Randomliste mit Handnaht oder Nähinstrument erstellt werden konnten. Das war im unteren Rektumdrittel nicht mehr möglich. Bei einer Höhe von 6–8 cm (n = 28) mußte in 4 Fällen von der Randomisierung abgewichen werden, um den Schließmuskelapparat erhalten zu können. Alle 4 WD-Fälle waren Männer. Bei Anastomosenlokalisationen zwischen 3 und 5 cm (n = 21) stieg die Zahl der WD-Fälle auf 9 an, davon 7 Männer und 2 Frauen. Es traten also im unteren Rektumdrittel insgesamt 13 WD-Fälle auf (21,6% des Gesamtkollektivs).

4.1.2 Geschlechtsabhängige Verteilung der WD-Fälle
(Tabellen 11 und 12)

Das zahlenmäßige Verhältnis Männer zu Frauen im Gesamtkollektiv beträgt 30 zu 30. Die ursprüngliche Verteilung in den Gruppen A und B laut Randomisierung war mit 15 : 16 bzw. 15 : 14 fast gleich. Da aber 11 Männer (36,7%) und nur 2 Frauen (6,7%) ausschließlich mit dem Stapler resezierbar waren (WD-Fälle), verschiebt sich das Geschlechterverhältnis. In den Gruppen A und B sind in der tatsächlichen Verteilung ca. 40% Männer und ca. 60% Frauen, während sich in der WD-Gruppe zu ca. 85% Männer befinden.

Die deutliche Geschlechtsverteilung von 11 : 2 zugunsten der Männer ist auf anatomisch schwierigere Verhältnisse durch ein schmales, tiefes Becken mit straffer

Tabelle 11. Relation zwischen männlichen und weiblichen Probanden in den 3 Gruppen. (Gruppe WD signifikant different zu A und B auf dem 1%-Niveau)

Gruppe	Ursprüngliche Verteilung laut Randomisierung ♂ : ♀	Quotient	Tatsächliche Verteilung ♂ : ♀	Quotient
A	15 : 16	0,94	9 : 14	0,64
B	15 : 14	1,07	10 : 14	0,71
WD	⁒	⁒	11 : 2	5,5
Gesamt	30 : 30	1	30 : 30	1

Tabelle 12. Geschlechtsabhängige Verteilung der WD-Fälle. (Gruppe WD signifikant different zu A und B auf dem 1%-Niveau)

Gruppe	n	n ♂ [%]	n ♀ [%]	Nur mit Stapler operable Rektumresektionen ♂	♀
A	23	9 (39,1)	14 (60,9)		
B	24	10 (41,7)	14 (58,3)		
WD	13	11 (84,6)	2 (15,4)	11 : 30 (36,7%)	2 : 30 (6,7%)
Gesamt	60	30 (50)	30 (50)	♂ + ♀	= 21,7%

Beckenbodenmuskulatur zurückzuführen. Es kann jedoch eine Handnaht auch bei Frauen unmöglich sein, wenn ähnliche anatomische Verhältnisse wie bei Männern vorliegen (2 Fälle).

1.3 Meßdaten zur Tumor- und Anastomosenlokalisation

Distanz Anokutanlinie – Tumorunterrand (Tabellen 13 und 14)
Bei der präoperativen, rektoskopischen Messung der Distanz Anokutanlinie – Tumorunterrand ist der Median in den Gruppen A und B mit 11 cm bzw. 10 cm nahezu gleich. Auch bei der direkten intraoperativen Messung am mobilisierten und ausgespannten Rektum finden wir mit 16 bzw. 15 cm nur einen Unterschied von 1 cm im Medianwert.

Anders ist es aber bei den WD-Fällen: Die Mediane liegen mit 8 cm präoperativ und 12 cm intraoperativ unter den Werten der Gruppen A und B. Der Median des Gesamtkollektivs liegt bei 10 cm präoperativ und 14 cm intraoperativ.

Distanz Tumorunterrand – Resektionsrand

Intraoperative Messung am nichtausgespannten Präparat (Tabelle 15)
Die Gruppen A und B sind mit einem Medianwert von 4,5 bzw. 5 cm nahezu gleich. Das 1. Quartil liegt in beiden Gruppen bei 4 cm, d.h. in mindestens 75% der Fälle wird ein Sicherheitsabstand von 4 cm und mehr bei dieser Meßmethode erreicht. Der Mindestabstand geht nie unter 3 bzw. 2,5 cm.

Die Distanzen in der WD-Gruppe liegen niedriger, der Median beträgt 3,5 cm, das 1. Quartil 3 cm. Aber auch in dieser Gruppe geht der Mindestabstand nie unter 2,5 cm.

Der Median des Gesamtkollektivs ist 4,5 cm, das 1. Quartil 3,5 cm.

Intraoperative Messung an dem ausgespannten Präparat (Tabelle 16)
Die Gruppen A und B sind im Medianwert mit 7 cm gleich. Das 1. Quartil liegt bei 5 bzw. 6 cm, 4 cm bzw. 3,5 cm werden nicht unterschritten.

Der Median der WD-Gruppe ist mit 5,5 cm um 1,5 cm kleiner als in den Vergleichsgruppen. Das 1. Quartil beträgt 4,5 cm, der kleinste Abstand ist 3,5 cm.

Im Gesamtkollektiv finden wir einen Medianwert von 7 cm und ein 1. Quartil von 5 cm.

Postoperative Messung am fixierten Präparat (Tabelle 17)
In den Gruppen A und B beträgt der Median 3,5 bzw. 4 cm, das 1. Quartil 3 bzw. 3,5 cm. Der geringste Abstand Tumorrand – Resektionsrand beträgt 2 bzw. 1,5 cm.

Die WD-Gruppe hat einen Medianwert von 2 cm und ein 1. Quartil von 1,5 cm.

Für das Gesamtkollektiv ergeben die Berechnungen einen Median von 3,5 cm und ein 1. Quartil von 2,5 cm.

Tabelle 13. Präoperative Distanz (cm) unterer Tumorrand – Anokutanlinie mit Rektoskop gemessen (nur Karzinompatienten berücksichtigt)

Gruppe	n	Spannweite	Median [x̃]	1. Quartil	3. Quartil
A	22	6 –15	11	10	12
B	20	6,5–15	10	9	14
WD	12	5 –10	8	6	9
Gesamt	54	5 –15	10	9	12

Tabelle 14. Intraoperative Distanz (cm) Tumorunterrand – Anokutanlinie. Direkte Messung bei mobilisiertem, ausgespanntem Rektum

Gruppe	n	Spannweite	Median [x̃]	1. Quartil	3. Quartil
A	22	10–22	16	13	19
B	20	9–21	15	12	18
WD	12	7–15	12	9	13,5
Gesamt	54	7–22	14	12	17

Tabelle 15. Distanz (cm) Tumorrand – Resektionsrand, intraoperativ am Präparat gemessen, nicht ausgespannt

Gruppe	n	Spannweite	Median [x̃]	1. Quartil	3. Quartil
A	22	3 –10	4,5	4	6
B	20	2,5– 9,5	5	4	6
WD	12	2,5– 6	3,5	3	5
Gesamt	54	2,5–10	4,5	3,5	6

Tabelle 16. Distanz (cm) Tumorrand – Resektionsrand, intraoperativ am Präparat gemessen, ausgespannt

Gruppe	n	Spannweite	Median [x̃]	1. Quartil	3. Quartil
A	22	4 –13	7	5	8
B	20	3,5–12	7	6	8
WD	12	3,5– 8	5,5	4,5	7
Gesamt	54	3,5–13	7	5	8

Tabelle 17. Distanz (cm) Tumorrand – Resektionsrand, postoperativ am fixierten Präparat gemessen

Gruppe	n	Spannweite	Median [x̃]	1. Quartil	3. Quartil
A	22	2 –7	3,5	3	5
B	20	1,5–7,5	4	3,5	5
WD	12	1,5–5	2	1,5	4
Gesamt	54	1,5–7,5	3,5	2,5	5

Tabelle 18. Anastomosenlokalisation

Gruppe		n	Spannweite	Median [x̃]	1. Quartil	3. Quartil
Handnaht	A	23	4,5–12	7	6	9
WD	(A)	8	3 – 7	5	3,5	5,5
EEA-Naht	B	24	3 –14	6	4,5	8,5
WD	(B)	5	3 – 6	5	3,5	5
WD gesamt		13	3 – 7	5	3,5	5,5
Gesamt		60	3 –14	6	5	8,5

Anastomosenlokalisation (Tabelle 18)
Bei der intraoperativen, direkten Messung der Anastomosenhöhe von der Anokutanlinie ergeben sich Unterschiede zwischen den 3 Gruppen.

Der Median liegt in der Gruppe A bei 7 cm, in der Gruppe B bei 6 cm und in der WD-Gruppe bei 5 cm, im Gesamtkollektiv bei 6 cm.

Die geringste Anastomosenhöhe bei Maschinennaht (B und WD) beträgt 3 cm, bei Handnaht 4,5 cm. Die Stapleranastomosen liegen also tiefer.

4.1.4 Vergleich der Analysedaten der Gruppen A, B und WD

Die Daten der Gruppen A und B sind annähernd gleich. Die WD-Gruppe weicht jedoch mit teilweise statistisch signifikanten Unterschieden ab. So ist bei den WD-Fällen das Geschlechterverhältnis stark zugunsten der Männer verschoben, die Tumoren sind tiefer lokalisiert, der Abstand Tumorunterrand – Resektionsrand ist geringer, und die Anastomosen liegen etwas tiefer. Bei der Auswertung der Ergebnisse muß also ein Vergleich der Gruppen A und B erfolgen, während die WD-Gruppe als Gruppe komplizierterer Fälle nicht direkt mit A und B vergleichbar ist und daher teilweise isoliert betrachtet werden muß.

4.2 Operationsdaten

4.2.1 Verwendete EEA-Magazine (Tabelle 19)

Die 37 Staplernähte wurden zu 84% mit dem großen Kopf erstellt, in 6 Fällen (16%) mit dem mittleren Kopf und in keinem Fall mit dem kleinen Kopf. Letzterer bleibt wohl speziellen Indikationen vorbehalten, z. B. der operativen Behandlung des Megacolon congenitum beim Kleinkind.

4.2.2 Operationsdauer (Tabelle 20)

Der Median der Operationsdauer beträgt für die Handnaht (A) 3 h, für die EEA-Naht (B) 2 h 30 min und für die WD-Gruppe 3 h. Das bedeutet eine Verkürzung der Operationszeit bei unkomplizierten EEA-Nähten um ca. 30 min gegenüber der

Tabelle 19. Verwendete EEA-Magazine

Gruppe	n	Groß (∅ = 31 mm)		Mittel (∅ = 28 mm)		Klein (∅ = 25 mm)
		n	[%]	n	[%]	
A	23	–		–		–
B	24	20	(83,3)	4	(16,7)	–
WD	13	11	(84,6)	2	(15,4)	–
Gesamt	37/60	33	(83,6)	6	(16,2)	–

Tabelle 20. Operationsdauer (h/min), auf viertelstündige Intervalle gerundet

Gruppe	n	Spannweite	Median [x̃]	1. Quartil	3. Quartil
A	23	2 –5.30	3	2.30	3.30
B	24	1.45–4.15	2.30	2.30	3.15
WD	13	2.30–5.30	3	2.45	3.30
Gesamt	60	1.45–5.30	2.45	2.30	3.30

Tabelle 21. Intraoperativer Blutverlust (ml)

Gruppe	n	Spannweite	Median [x̃]	1. Quartil	3. Quartil
A	23	200–1800	750	500	1500
B	24	300–2500	700	500	1200
WD	13	350–6000	800	700	1400
Gesamt	60	200–6000	800	500	1250

Handnaht und den komplizierten EEA-Nähten der WD-Gruppe. Dieser Unterschied ist allerdings statistisch nicht signifikant.

4.2.3 Blutverlust und Blutzufuhr

Intraoperativer Blutverlust (Tabelle 21)
Der Medianwert ist in der Gruppe B mit 700 ml am niedrigsten, gefolgt von der Gruppe A mit 750 ml und Gruppe WD mit 800 ml.

Blutzufuhr (Tabellen 22 und 23)
Intraoperativ ergab sich eine Blutzufuhr von 500 ml in der Gruppe B, gegenüber 1000 ml in den beiden anderen Gruppen.

Der Median der Gesamtblutzufuhr bis zum 10. postoperativen Tag ergibt je 1000 ml für die Gruppen A und B und 1500 ml für die WD-Gruppe.

Tabelle 22. Intraoperative Blutzufuhr (ml)

Gruppe	n	Spannweite	Median [x̃]	1. Quartil	3. Quartil
A	23	0–3000	1000	0	1500
B	24	0–2000	500	0	1500
WD	13	0–4000	1000	0	1500
Gesamt	60	0–4000	1000	0	1500

Tabelle 23. Gesamtblutzufuhr (ml; intraoperativ und bis 10. Tag postoperativ)

Gruppe	n	Spannweite	Median [x̃]	1. Quartil	3. Quartil
A	23	0–3500	1000	500	1500
B	24	0–3000	1000	500	1500
WD	13	0–7000	1500	1000	2000
Gesamt	60	0–7000	1000	500	1500

Tabelle 24. Postoperative Krankenhausverweildauer (Tage)

Gruppe	n	Spannweite	Median [x̃]	1. Quartil	3. Quartil
A	23	11– 71	17	13	20
B	24	11– 24	15	13	18
WD	13	10–360	17	14	28
Gesamt	60	10–360	15	13	20

Tabelle 25. Anus praeternaturalis *(A. p.)* oder Zökalfistel *(Zf.)* bzw. keine Anastomosenprotektion *(k. A.)*

Gruppe	n	*Präoperativ*	*Intraoperativ*			*Postoperativ*
		A. p.	A. p.	Zf.	k. A.	A. p. (tertiärer A. p.)
		n [%]	n [%]			n [%]
A	23	2 (8,6)	4 (17,4)	17 (73,9)	–	–
B	24	–	3 (12,5)	20 (83,3)	1 (4,2)	–
WD	13	–	2 (15,4)	11 (84,6)	–	1 (7,7)
Gesamt	60	2 (3,3)	9 (15,0)	48 (80,0)	1 (1,7)	1 (1,7)

4.2.4 **Krankenhausverweildauer** (Tabelle 24)

Der Medianwert beträgt für die Gruppen A und WD 17 Tage postoperative Liegezeit gegenüber 15 Tagen in der Gruppe B. Das zeigt eine Tendenz zu einer kürzeren Liegezeit bei unkomplizierten Stapleranastomosen.

Die präoperative Krankenhausverweildauer weist mit einem Medianwert von 7 Tagen und einer Spannweite von 0–21 Tagen keine Differenzen in den Gruppen auf.

4.2.5 Anastomosenschutz

Anlegen von Anus praeternaturalis oder Zökalfistel bzw. keine Anastomosenprotektion (Tabelle 25)
Der Anastomosenschutz erfolgte in 48 Fällen (80%) durch eine Zökalfistel. In der Gruppe A liegt der Anteil mit 73,9% etwas niedriger, in den Gruppen B und WD mit 83,3% bzw. 84,6% etwas höher. Bei 2 Patienten in der Gruppe A bestand schon vor der Operation ein Anus praeternaturalis. In der WD-Gruppe mußte bei einem Patienten wegen einer Anastomoseninsuffizienz nachträglich in einer erneuten Operation ein Anus praeternaturalis angelegt werden, ein Patient der Gruppe B erhielt keine Anastomosenprotektion.

Postoperative Verweildauer des Pezzer-Katheters (Tabellen 26 und 27)
Der Medianwert liegt in den Gruppen A und B bei 11 Tagen. Erst später konnte der Pezzer-Katheter bei den Patienten der WD-Gruppe gezogen werden, hier liegt der Median bei 14 Tagen. Betrachtet man nur die Fälle mit unkompliziertem Anastomosenverlauf, so erniedrigt sich der Medianwert in der WD-Gruppe von 14 auf 13 Tage.

Tabelle 26. Postoperative Verweildauer des Pezzer-Katheters (Tagen) bei allen Zökalfistelträgern

Gruppe	n	Spannweite	Median [$\tilde{x}$]	1. Quartil	3. Quartil
A	17	9–30	11	10	12
B	20	9–15	11	10	13
WD	11	9–85	14	11	31
Gesamt	48	9–85	11	10	13

Tabelle 27. Postoperative Verweildauer des Pezzer-Katheters (Tage), nur bei Zökalfistelträgern mit unkomplizierter Anastomosenheilung

Gruppe	n	Spannweite	Median [$\tilde{x}$]	1. Quartil	3. Quartil
A	15	9–13	11	10	12
B	19	9–15	11	10	12
WD	8	9–37	13	11	20
Gesamt	42	9–37	11	10	12

Endgültiger Verschluß der Zökalfistelwunde nach Entfernung des Pezzer-Katheters (Tabellen 28 und 29)

Der endgültige Verschluß der Zökalfistelwunde wurde definiert als der Zeitpunkt, an dem kein Stuhl oder Wind mehr aus der Zökalfistelöffnung austrat. Es ist auffällig, daß der Medianwert in der Handnahtgruppe A mit 24 Tagen deutlich höher liegt als in den beiden anderen Gruppen B und WD mit je 14 Tagen. Das Gesamtkollektiv weist einen Median von ebenfalls 14 Tagen auf.

Berücksichtigt man nur die Zökalfistelträger mit unkomplizierter Anastomosenheilung, verringert sich der Medianwert der Gruppe A auf 21 Tage.

Verlaufsbetrachtung von Patienten mit temporärem Anus praeternaturalis (Tabelle 30)

Bei 12 Patienten wurde ein temporärer Anus praeternaturalis (A.p.) angelegt. Die Kolostomie hatte die Funktion, den abführenden Schenkel mit der Anastomose

Tabelle 28. Endgültiger Verschluß der Zökalfistelwunde (Tage) bei allen Zökalfistelträgern

Gruppe	n	Spannweite	Median [$\tilde{x}$]	1. Quartil	3. Quartil
A	17	2– 42	24	8	28
B	20	2– 70	14	7	24
WD	11	1–360	14	7	18
Gesamt	48	1–360	14	8	28

Tabelle 29. Endgültiger Verschluß der Zökalfistelwunde (Tage) nur bei Zökalfistelträgern mit unkomplizierter Anastomosenheilung

Gruppe	n	Spannweite	Median [$\tilde{x}$]	1. Quartil	3. Quartil
A	15	2–42	21	8	28
B	19	2–70	14	7	21
WD	8	1–18	14	7	14
Gesamt	42	1–70	14	7	24

Tabelle 30. A.p.-Rückverlagerung *(A.p.-R.)*

Gruppe	n	A.p.-R.		Nach 12 Monaten: A.p.-R.		Vor A.p.-R. 6 Monate nach Operation †
		bis 6 Monate	bis 12 Monate	abgelehnt	Komplikation	
A	6	4	1	1	0	0
B	3	1	0	2	0	0
WD	3	1	0	0	1[a]	1
Gesamt	12	6	1	3	1	1

[a] Persistierende Fistel.

zeitweise von der Stuhlgangpassage auszuschalten und damit bei unsicheren Anastomosen eine totale Entlastung zu bewirken.

Innerhalb von 6 Monaten konnte bei 6 Patienten eine A.p.-Rückverlagerung durchgeführt werden, bei einem weiteren Patienten zwischen dem 6. und 12. Monat. In 3 Fällen wurde eine Rückverlagerung aus persönlichen Gründen abgelehnt, ein Patient war vor der Rückverlegung innerhalb von 6 Monaten seinem Tumorleiden erlegen. Bei einem Patienten mußte wegen einer Nahtdehiszenz ein tertiärer Anus praeternaturalis angelegt werden, wegen persistierender Fisteln bestand diese Kolostomie auch noch nach 12 Monaten. Komplikationen bei der A.p.-Rückverlagerung trat in einem Fall in Form einer reoperationsbedürftigen Fistel auf.

4.2.6 Vergleich der Operationsdaten

In den Vergleichsgruppen A und B gibt es in den Punkten Operationsdauer und postoperative Krankenhausliegezeit Vorteile der EEA-Naht gegenüber der Handnaht. Bei Berücksichtigung von Blutverlust und Blutzufuhr wurden bei beiden Techniken vergleichbare Mengen registriert.

Die WD-Gruppe mit den komplizierteren Fällen weicht zwar in ihrem Operationsgut von dem der Gruppe B ab, liegt aber in den Daten Operationsdauer und postoperative Krankenhausliegezeit doch gleichauf mit der Handnahtgruppe. In der Betrachtung von Blutverlust und Blutzufuhr fallen in der WD-Gruppe allerdings die etwas größeren Mengen auf.

Bei den Angaben über den Anastomosenschutz ist auffällig, daß in der Gruppe A etwas öfter ein Anus praeternaturalis angelegt werden mußte und der Verschluß der Zökalfistelwunde verzögert war. Bei den WD-Fällen mußte der Pezzer-Katheter länger belassen werden als in den beiden anderen Gruppen.

4.3 Komplikationen

4.3.1 Letalität (Tabelle 31)

Unterschieden wurde in der Studie in primäre und sekundäre Letalität.

Als primäre Letalität wurde die Quote der postoperativ in der chirurgischen Klinik verstorbenen Patienten bezeichnet. Hier verloren wir eine 60jährige Patientin aus der Handnahtgruppe. Es hatte sich als Komplikation einer Nahtdehiszenz eine lokale Peritonitis ergeben, die beherrschbar gewesen wäre, wenn nicht als Begleiterkrankung ein kombiniertes Mitralvitium Stadium III bestanden hätte.

Auf das Gesamtkollektiv bezogen lag die primäre Letalität bei 1,7%.

Als Fälle sekundärer Letalität wurden die Patienten eingestuft, die nach Entlassung aus der Chirurgie, aber innerhalb der ersten 6 Monate nach der Operation gestorben sind. In der Gruppe A verloren wir 2 Patienten, eine 46jährige Frau verstarb an einer Lungenembolie, und eine 58jährige Patientin erlag ihrem Tumorleiden (pT4 N2 M1). Auch in der Gruppe B hatten wir 2 Todesfälle. Ein 52jähriger Mann starb an einem Myokardinfarkt und eine 69jährige Frau an ihrem Tumor (Stadium pT3 N2 M1). In der WD-Gruppe erlag ein Patient dem Krebsleiden (Stadium pT3 N2 M1).

Insgesamt starben also 5 Patienten in den ersten 6 Monaten nach der Operation und Entlassung aus dem Krankenhaus (8,1%), während eine Patientin noch im Krankenhaus verstarb.

4.3.2 **Wundheilungsstörungen** (Tabelle 32)

Wir sprechen von einer Wundheilungsstörung (WhS), wenn eitriges Sekret in der Laparatomiewunde nachgewiesen werden konnte.

In der Handnahtgruppe gab es 1 WhS (4,3%). Auch in der Gruppe B trat ein Fall auf (4,1%), in der WD-Gruppe waren 2 Patienten mit WhS (15,3%) zu registrieren.

Auf das Gesamtkollektiv bezogen haben wir also 4 WhS (6,7%).

4.3.3 **Primäre und sekundäre Nahtdehiszenzen** (Tabelle 33)

Als primäre Nahtdehiszenz wurde eine technisch bedingte, intraoperativ nachgewiesene Dehiszenz definiert. Sie wurde sofort durch Einzelknopfnähte korrigiert, so daß am Ende der Operation alle Anastomosen intakt waren.

Tabelle 31. Letalität (primäre Letalität: = postoperativ in der Chirurgie verstorben; sekundäre Letalität: = in den ersten 6 Monaten nach Entlassung verstorben)

Gruppe	n	Primäre Letalität		Ursache	Sekundäre Letalität		Ursache	Patientenalter und TNM-Stadium
		n	[%]		n	[%]		
A	23	1	(4,5)	Peritonitis bei Nahtinsuffizienz	2	(8,3)	1 Lungenembolie	46 J., pT2 N0 M0
				Begleiterkrankung: kombiniertes Mitralvitium Staidum III			1 Tumorleiden	58 J., pT4 N2 M1
B	24	–		–	2	(8,3)	1 Herz-Kreislauf-Versagen	52 J., pT2 N1 M1
							1 Tumorleiden	69 J., pT3 N1 M1
WD	13	–		–	1	(7,7)	1 Tumorleiden	46 J., pT3 N2 M1
Gesamt	60	1	(1,7)		5	(8,1)		

Tabelle 32. Wundheilungsstörungen *(WhS)*

Gruppe	n	WhS	
		n	[%]
A	23	1	(4,3)
B	24	1	(4,1)
WD	13	2	(15,3)
Gesamt	60	4	(6,7)

In der Studie traten 4 primäre Nahtdehiszenzen auf (6,4%), davon 2 in der Handnahtgruppe, je eine in den anderen beiden Gruppen. Sie werden intraoperativ übernäht.

Der Nachweis einer sekundären Dehiszenz erfolgte röntgenologisch am 8.–12. postoperativen Tag.

Sekundäre Dehiszenzen konnten in 11 Fällen radiologisch bei Routineuntersuchungen nachgewiesen werden (18,3%). Auffällig war, daß sie in der Gruppe B nur bei 2 Patienten auftraten (8,3%), beide ohne klinische Relevanz. In der Handnahtgruppe gab es 5 Fälle einer sekundären Dehiszenz (21,7%), davon 2 mit klinischer Relevanz (8,7%). Hier trat auch der einzige Todesfall (dehiszenzbedingt) auf. In der WD-Gruppe lag die nachgewiesene Deshiszenzrate mit 4 Fällen (30,7%) am höchsten, wiederum 2 Fälle waren von klinischer Relevanz (15,4%). Die röntgenologisch nachgewiesene sekundäre Dehiszenzrate der WD-Gruppe lag eben signifikant über der B-Gruppe (5%-Niveau), war auch höher als in der A-Gruppe, aber nicht signifikant.

4.3.4 Kolokutane Fisteln (Tabelle 34)

Im postoperativen Verlauf bildeten sich 4 kolokutane Fisteln aus, davon persistierten 2 länger als 3 Monate, keine aber länger als 6 Monate. In der Gruppe A trat eine Fistel auf, die innerhalb von 3 Monaten abgeheilt war. In der Gruppe B gab es keine

Tabelle 33. Primäre und sekundäre Nahtdehiszenz, dehiszenzabhängige primäre Letalität in der Klinik. (Sekundäre Dehiszenzen: Gruppe WD significant different zu Gruppe B auf dem 5%-Niveau)

Gruppe	n	Primäre Dehiszenz			Sekundäre Dehiszenz				Dehiszenz abhängige primäre Letalität	
					röntgenologisch klar erkennbar		davon klinisch relevant			
		n	[%]	korrigierte Fälle	n	[%]	n	[%]	n	[%]
A	23	2	(8,6)	0	5	(21,7)	2	(8,7)	1	(4,3)
B	24	1	(4,2)	0	2	(8,3)	0	–	–	–
WD	13	1	(7,6)	0	4	(30,7)	2	(15,4)	–	–
Gesamt	60	4	(6,4)	0	11	(18,3)	4	(6,6)	1	(1,7)

Tabelle 34. (Kolokutane Fisteln. Gruppe WD signifikant different zu Gruppe B auf dem 1%-Niveau

Gruppe	n	Kolokutane Fisteln		Dauer				
				kürzer als 3 Monate		länger als 3 Monate		länger als 6 Monate
		n	[%]	n	[%]	n	[%]	
A	23	1	(4,3)	1	(4,3)	–		–
B	24	–		–		–		–
WD	13	3	(23,0)	1	(7,7)	2	(15,4)	–
Gesamt	60	4	(6,7)	2	(3,3)	2	(3,3)	–

Fisteln. Den größten Anteil hatte die WD-Gruppe mit 3 Fisteln (23,0%), eine heilte in den ersten 3 Monaten ab, 2 bestanden länger, waren jedoch nach 6 Monaten abgeheilt.

4.3.5 Postoperative Blasenfunktionsstörungen (Tabelle 35)

Bei 8 Patienten traten nach der Operation Blasenfunktionsstörungen auf, die präoperativ klinisch nicht vorhanden waren. Eine Blasenfunktionsstörung wurde dann angenommen, wenn nach spontaner Miktion mehr als 200 ml Restharn in der Blase verblieben.

Auffällig war, daß Blasenfunktionsstörungen nur bei Männern auftraten. In den Gruppen A und B gab es je einen Patienten mit pathologischer Restharnbildung. In beiden Fällen verschwanden die Symptome spontan bzw. nach konservativer urologischer Behandlung.

Anders war die Situation in der WD-Gruppe, hier hatten fast 50% aller Patienten (6 ≙ 46,2%) postoperativ Blasenfunktionsstörungen; es liegt also ein statistisch signifikanter Unterschied zu den Gruppen A und B vor. Von den Befunden in der Gruppe WD waren 4 operationsbedürftig, es lagen Prostataadenome vor, die präoperativ keine klinischen Beschwerden gemacht hatten. Bei je einem Patienten kam es spontan bzw. nach urologischer Behandlung innerhalb von 2 Wochen zur Rückbildung der Funktionsstörung. Die temporäre Störung der Blasenfunktion nimmt also bei sehr tiefen Rektumresektionen statistisch signifikant zu.

4.3.6 Vergleich der Komplikationen

Die Gruppen A und B zeigen im Vergleich der klinisch relevanten Komplikationen nur mäßige Unterschiede, die unterhalb des Signifikanzniveaus liegen. Die WD-Gruppe weist statistisch signifikante Unterschiede zur Gruppe B auf bei

- sekundären Nahtdehiszenzen,
- kolokutanen Fisteln,
- postoperativen Blasenfunktionsstörungen.

Keine signifikanten Differenzen ergeben sich in den Punkten

- Letalität,
- Wundheilungsstörungen.

Zwischen Gruppe A und WD ergeben sich in keinem Punkt statistisch signifikante Unterschiede.

Tabelle 35. Postoperative Blasenfunktionsstörungen. (Gruppe WD signifikant different zu A und B auf dem 1%-Niveau)

Gruppe	n	Nur ♂		Spontane Rückbildung innerhalb 2 Wochen		Rückbildung nach urologischer Behandlung		Operationsbedürftig (Prostataadenome)	
		n	[%]	n	[%]	n	[%]	n	[%]
A	23	1	(4,3)	1	(4,3)	–		–	
B	24	1	(4,2)	–		1	(4,2)	–	
WD	13	6	(46,2)	1	(7,7)	1	(7,7)	4	(30,8)
Gesamt	60	8	(13,3)	2	(3,3)	2	(3,3)	4	(6,7)

5 Antworten auf die Studienfragen

1) Die Distanzen wurden zu einheitlichen Zeitpunkten direkt gemessen:

   a) die Tumorlokalisation präoperativ mit dem Rektoskop,
   b) die Distanz Tumorunterrand-Resektionsrand intraoperativ durch direkte Messung am mobilisierten Rektum,
   c) die Anastomosenlokalisation durch intraoperative Messung der Distanz zwischen Anokutanlinie und Anastomose.

2) Bei den 60 Patienten traten in 6,7% der Fälle Wundheilungsstörungen auf.

3) In ca. 22% der Fälle war eine kontinenzerhaltende Resektion nur mit dem Nähinstrument möglich.

4) Obwohl einige WD-Fälle („withdrawn cases“) aus beiden Gruppen herausfielen, blieben Gruppe A (Handnaht, n = 23) und Gruppe B (Nähinstrumentnaht), n = 24) vergleichbar.

5) Bei den WD-Fällen handelte es sich meist um Männer mit engem Becken und straffem Beckenboden.

6) Es traten klinisch keine statistisch signifikanten Differenzen zwischen den Gruppen A und B auf, wenn man von dem Trend des verzögerten Spontanverschlusses der Zökalfistel in Gruppe A absieht.

7) Die Anwendung des Nähinstruments kann empfohlen werden hinsichtlich:

   a) seiner Praktikabilität,
   b) einer Zeitersparnis von ca. 30 min während der Operation,
   c) einer Erweiterung der Indikationsstellung einer Rektumresektion.

8) Die Verwendung des Nähinstruments ist eindeutig vorteilhaft bei Patienten mit engem Becken und einem straffen Beckenboden. Das war der Fall bei ca. 22% der Operationen (37% der Männer, 7% der Frauen). 85% der WD-Fälle waren Männer, nur 15% Frauen. Die Gruppe der WD-Fälle unterscheidet sich in wichtigen Parametern statistisch signifikant von den beiden anderen Gruppen.

6 Diskussion

Grundprinzipien der Rektumresektion bzw. -amputation
Zwei pathologisch-anatomische Gegebenheiten spielen für die Behandlung des Rektumkarzinoms eine entscheidende Rolle:
1. Der Lymphabstrom aus dem Rektum erfolgt fast ausschließlich nach kranial entlang der A. haemorrhoidalis superior (Westhues 1934; Dukes 1940), erst ein Verlegen dieser Lymphbahnen durch Metastasen bedingt eine Umkehr des Lymphstroms nach lateral-parailiakal und distal-inguinal (Abel 1957).

2. Rektumkarzinome wachsen überwiegend zirkulär und breiten sich weniger in Längsrichtung aus. Der makroskopisch sichtbare und tastbare Tumorrand wird selten um mehr als 15–20 mm überschritten (Westhues 1934; Dukes 1940). Deshalb wird bei der chirurgischen Entfernung von Rektumtumoren ein aboraler Sicherheitsabstand von 4–5 cm als ausreichend angesehen (Goligher 1980; Gall 1980).
Nach der Standardisierung der Technik durch Miles (1925) war die Exstirpation etwa ab 1930 für Jahrzehnte die führende Operationsmethode beim Rektumkarzinom. Durch Verbesserung der Tumorfrühdiagnostik (Anwendung neuer Antibiotika, Fortschritte in der Allgemeinchirurgie und Anästhesie sowie zunehmende Kenntnisse der Rektumanatomie) konnte aber die Zahl der kontinenzerhaltenden Rektumresektionen ständig ansteigen. So betrug der Anteil der sphinktererhaltenden Operationen z.B. in Erlangen 1969 nur 3%, hingegen 1979 schon 75% aller Fälle (Gall u. Hermanek 1981).

Heute ist die sphinktererhaltende Rektumresektion bei Tumorsitz im oberen Rektumdrittel fast ausnahmslos die Therapie der Wahl, während bei Karzinomlokalisation im unteren Rektumdrittel die Rektumamputation meistens das einzige radikale Verfahren darstellt (Goligher 1980; Schwemmle 1982; Stötter u. Hartel 1982).

Bei Tumorsitz im mittleren Drittel des Rektums muß individuell entschieden werden, Metastasierung und Malignitätsgrad müssen in die operative Strategie einbezogen werden (Schwemmle 1982).

Nahttechniken

Rektumanastomosen unterliegen einer hohen Gefährdung durch Komplikationen, so daß eine exakte und sehr feine Nahttechnik erforderlich ist. Wie auch Goligher (1980) feststellte, ist die Frage nach der besten Nahttechnik noch offen. Becker et al. (1979) bevorzugen die dreireihige Einzelkopfnaht. Die Autoren betonen als Vorteil die sofortige Anastomosendichtigkeit und meinen, generell auf eine protektive Kolostomie verzichten zu können. Den Nachteil dieser Anastomosentechnik, eine häufigere Stenosierung, glauben die Autoren durch die exakte Präparation der beiden Darmenden und die Vermeidung raumgreifender Nähte mit Gewebseinstülpung und Mitfassen von umgebendem Gewebe sicher verhindern zu können. In den meisten Kliniken wird jedoch eine ein- oder zweireihige Nahttechnik angewendet, wobei Junginger u. Pichelmaier (1982) keine eindeutigen Unterschiede zwischen beiden Methoden feststellten.

Bei den maschinellen Nähten fanden Blamey u. Lee (1982) in einer Vergleichsstudie zwischen dem russischen SPTU-Nahtinstrument und der EEA-Nahtpistole keine klinische Überlegenheit eines der beiden Geräte. Die Autoren empfanden aber das EEA-Nahtinstrument handhabungstechnisch angenehmer.

Eine weitere Technik unter kombinierter Verwendung eines TA-55- und EEA-Nahtinstruments stellten Cohen et al. (1983) vor. Der Rektumstumpf wird mit dem TA-55-Nahtinstrument verschlossen, und der Zentraldorn des transanal eingeführten zirkulären Nahtinstruments wird nahe der TA-Klammerreihe durch den Rektumstumpf gestoßen und mit der Druckplatte bestückt. Nach Fixierung des proximalen Kolonstumpfes über der Druckplatte wird die Anastomose erstellt. Die Autoren fassen den Ersatz der distalen Tabaksbeutelnaht durch die gerade TA-55-Staplernahtreihe als Vorteil auf. Es handelt sich um eine interessante technische

Modifikation, deren Wertigkeit allerdings erst in einer kontrollierten Studie zu überprüfen wäre.

Wie Goligher (1982) halten wir die tiefe anteriore Rektumresektion mit Hilfe eines zirkulären Nahtinstruments für die z.Z. beste Möglichkeit einer kontinenzerhaltenden Resektion, wobei anatomiegerechte Anastomosen favorisiert werden sollten, ein Trend, der auch in der Übersichtsarbeit von Knight u. Griffen (1983) bestätigt wird.

Patientenkollektive

Die Vergleichbarkeit der vorliegenden Studie mit den Ergebnissen anderer Untersuchungen ist nur möglich, wenn die Patientenkollektive nicht sehr differieren. Wie auch Waxman (1983) feststellte, gibt es z.Z. nur eine randomisierte kontrollierte Studie, die Handnaht und EEA-Naht vergleicht, eine Studie, die von Beart u. Kelly (1981) durchgeführt wurde. Das Alter des Patientenkollektivs betrug in dieser Studie im Durchschnitt 64 Jahre, in einer nichtrandomisierten Studie von Adloff et al. (1980) lagen die Durchschnittswerte bei 63,6 Jahren (Handnahtgruppe) und 61,5 Jahren (maschinelle Naht). Das mittlere Alter im eigenen Gesamtkollektiv betrug 64 Jahre; unsere Studie ist also größenordnungsmäßig mit den obengenannten vergleichbar.

Auch bei den Erkrankungen, die zur Rektumresektion führten, gab es geringe Differenzen: Während in der vorliegenden Studie bei 90% der Patienten Karzinome bestanden, waren es bei Beart u. Kelly (1981) nur 76% und bei Adloff et al. (1980) 94,9% der Fälle. Die übrigen Operationsindikationen bei den anderen Autoren waren Divertikulitis, Rektumprolaps und Polyposis recti bzw. Rektumadenome.

Während Adloff et al. nur von Adenokarzinomen und Beart u. Kelly von Karzinomen allgemein sprechen, haben wir noch in Adenokarzinome (89%) und muzinöse Adenokarzinome (11%) unterschieden.

Angaben über den histologischen Malignitätsgrad und eine Stadieneinteilung nach der pTNM-Klassifikation ist bei diesen Autoren nicht zu finden.

Beart u. Kelly (1981) gaben für 10% ihres Studienkollektivs kardiopulmonale Begleiterkrankungen an. Der Anteil lag in unserer Studie etwas höher (10 Patienten = 16,7%). Insgesamt lag die Zahl der Patienten mit Begleiterkrankungen bei 56,7%, wobei die Varikose in 10 Fällen und die Hypertonie sowie gastrointestinale Erkrankungen mit je 5 Fällen am häufigsten auftraten. Verantwortlich für den hohen Prozentsatz an teilweise mehrfach bei einem Patienten auftretenden Begleiterkrankungen war wohl das relativ hohe Alter des Patientenkollektivs (Median = 64 Jahre); dadurch war das allgemeine Operationsrisiko erhöht.

Operationsvorbereitung

Nach Peters (1982) dient die Vorbereitung in der Dickdarmchirurgie der Verminderung der Komplikationen wie Anastomosenleckagen, Wundheilungsstörungen, Peritonitis, Sepsis und systemischen Komplikationen. Außer allgemeinen Maßnahmen, wie präoperativer Diagnostik und Therapie von Herz-, Lungen- und Kreislauferkrankungen sowie einer Embolieprophylaxe, stehen lokale Darmreinigung und Keimzahlverminderung im Darm im Mittelpunkt.

Im eigenen Kollektiv erfolgte die präoperative Darmreinigung durch orthograde Darmspülung am Vorabend der Operation. Als Spülflüssigkeit wurden 8–10 l physiologische Kochsalzlösung verwendet. Diese Methode erspart dem Patienten die früher übliche mehrtägige Vorbereitung mit ballaststoffarmer Kost, Laxanzien und Reinigungseinläufen. Marti u. Pouret (1977) fanden in einer Studie mit 50 Patienten nach der Darmspülung intraoperativ das Kolon vollkommen leer, selbst Divertikel enthielten keinen Stuhl mehr. Wesentliche Verschiebungen im Elektrolythaushalt wurden vom Autor nicht beobachtet. Stock et al. (1977) stellten in 90% der Fälle einen befriedigenden Spüleffekt fest. Als weiteren Vorteil gegenüber der konservativen Vorbereitung sehen Stock et al., daß der Erfolg der Darmreinigung nicht so sehr durch fehlende Kooperation der Patienten oder Fehler des Pflegepersonals in Frage gestellt werden kann. Kontraindiziert ist die orthograde Spülung bei hochgradigen Stenosen. Hollender et al. (1978) beschrieben in 3 von 5 Fällen nach orthograder Spülung mit physiologischer Kochsalzlösung eine Zunahme des Blutvolumens um 20% und mahnen deshalb zur Vorsicht bei Patienten mit einer Herz- oder Niereninsuffizienz. Ein hohes Lebensalter sei keine Kontraindikation, was auch den klinischen Erfahrungen im vorliegenden Patientenkollektiv entspricht.

Die keimreduzierende Wirkung der Darmspülung kann durch Zusatz von nichtresorbierbaren Antibiotika zur Spülflüssigkeit gesteigert werden (Stock et al 1977; Hollender et al 1978). Zu einer weiteren Verminderung infektionsbedingter Komplikationen soll die systemische Gabe von Antibiotika führen. Dabei muß spätestens während der Operation ein wirksamer Blutspiegel erreicht sein (Hell 1980). Jostarndt et al. (1982) fanden bei einer Antibiotikaprophylaxe mit Cefotaxim eine Wundabszeßrate von 6,4% gegenüber einer Kontrollgruppe mit 28%. Portnoy et al. (1983) berichteten in ihrer kontrollierten Doppelblindstudie von einem statistisch signifikanten Rückgang der septischen Komplikationen, meist Wundinfektionen, nach intravenöser Gabe von Cefazolin (7%) bzw. Ticarcillin (5%) gegenüber einer Placebogruppe (35%). Alle Patienten waren mit Erythromycin und Neomycin vorbehandelt. Edmondson u. Rissing (1983) fanden bei alleiniger Gabe von Erythromycin und Neomycin eine Wundinfektionsrate von nur 1,7% gegenüber 12,3% bei intramuskulärer Gabe von Cephaloridin.

Messung der Distanzen

Nach Schwemmle (1982) gibt es für Rektumresektionen einen Mindestabstand von 10–8 cm zwischen Anokutanlinie und Tumorunterrand, der nicht verringert werden kann, ohne entweder Radikalität oder Kontinenz zu opfern. Der Autor errechnete diesen Wert aus 5 cm zur Erhaltung der Kontinenz und 5 cm aboralem Sicherheitsabstand. Der Gesamtabstand könne bei hochdifferenzierten Adenokarzinomen und übersichtlichen anatomischen Verhältnissen bis auf 8 cm verringert werden.

Langer (1982) verweist auf eigene Untersuchungen, in denen nachgewiesen werden konnte, daß für die Erhaltung der Grobkontinenz des Schließmuskels eine Anal- und Rektumstumpflänge von mindestens 3 cm unabdingbare Voraussetzung sei.

Goligher (1980) meint, Tumoren mit einer unteren Begrenzung von weniger als 7 cm (rektoskopisch gemessen) seien für eine sphinktererhaltende Resektion ungeeignet. Der Autor hält einen aboralen Abstand zwischen Tumorunterrand und

Resektionslinie von 4–5 cm für erforderlich, weist aber darauf hin, daß eine präoperative rektoskopische Tumorlokalisation von 7,5 cm sich intraoperativ nach Mobilisierung auf 12,5 cm oder noch höher verlagern kann.

Hermanek (1982) hält Angaben über Sicherheitsabstände nur bei gleichzeitiger Angabe der Meßmethode für verwertbar, ein Abstand von 3 cm, gemessen am frischen nichtausgespanntem Resektat, sei optimal.

In der vorliegenden Studie sind alle Messungen mit exakt definierten Methoden vorgenommen worden. Aus den präoperativ rektoskopisch ermittelten Meßwerten der Distanz Tumorunterrand-Anokutanlinie geht hervor, daß in den Gruppen A und B bei fast allen Fällen die von Goligher (1980) für eine Kontinenzresektion genannte Untergrenze von 7 cm eingehalten wurde (1. Quartil = 10 cm bzw. 9 cm). In der WD-Gruppe lagen mehr als 25% der Patienten unter dieser Grenze (1. Quartil = 6 cm), der extremste Fall lag bei 5 cm. Nach der Mobilisierung des Rektums ergab die direkte Messung von Anokutanlinie zu Tumorunterrand dann minimal 7 cm, das 1. Quartil der WD-Gruppe ist 9 cm. Die von Hermanek (1982) bei frischem, nicht ausgespanntem Präparat geforderten 3 cm Sicherheitsabstand wurden in unserer Studie gerade in der Gruppe der sehr tiefen Resektionen (WD) nicht immer erreicht, es wurde in einigen Fällen nur eine Garantiezone von 2,5–3 cm gemessen, das 1. Quartil lag bei 3 cm. Von Westhues (1934) und Dukes (1940) wissen wir, daß der makroskopisch sicht- und tastbare Tumorrand bei Messung am fixierten Präparat selten um mehr als 15–20 mm überschritten wird. Mit den vorliegenden Meßwerten der WD-Gruppe am fixierten Präparat (kleinste Distanz 1,5 cm, 1. Quartil = 1,5 cm) ist mit Sicherheit die Grenze der Radikalität erreicht; dieses Vorgehen ist nur bei kleinen, frühen und scharf begrenzten Tumoren zu verantworten.

Anastomosenlokalisation

Bei der Auswertung von Untersuchungsbefunden ist deren Beziehung zu Anastomosenhöhe ein wichtiges Kriterium. Die Höhenlokalisationsangabe in der vorliegenden Studie wird intraoperativ durch direkte Messung gewonnen.

Andere Autoren ermittelten die Anastomosenhöhe entweder postoperativ durch Rektoskopie (z. B. Beart u. Kelly 1981) oder mit einer postoperativen Röntgenkontrolle, was aber wesentlich ungenauer ist und zudem Differenzen zu verschiedenen Zeitpunkten aufweist (Heald u. Leicester 1981). Deshalb ist eine genaue Festlegung des Meßzeitpunkts und der Meßtechnik wichtig.

In den vergleichbaren Gruppen A (Handnaht) und B (EEA-Naht) wurde ein Medianwert der Anastomosenhöhe von 7 cm bzw. 6 cm ermittelt. Bei Beart u. Kelly (1981) lagen die Anastomosen in den entsprechenden Gruppen höher (Handnaht 12,3 cm, EEA-Naht 11,8 cm, rektoskopisch ermittelt und jeweils umgerechnet von der Linea dentata auf Anokutanlinie = + 2,5 cm). Diese Tatsache muß besonders beim Vergleich der Komplikationsraten beider Studien beachtet werden, da tiefere Anastomosen mehr Probleme bereiten (Heald u. Leicester 1981). Die „excluded group“ von Beart u. Kelly mit einer mittleren Anastomosenhöhe von 5,5 cm und einer Spannweite der Werte von 4,5 cm–8,5 cm (Werte jeweils umgerechnet auf Anokutanlinie) ist mit unserer WD-Gruppe ungefähr vergleichbar (Median = 5 cm, Spannweite von 3–7 cm).

Operationsdauer

In einer von Smith (1981) durchgeführten Befragung wurde von 132 Chirurgen (65%) bei Benutzung der EEA-Nahtpistole eine Verkürzung der Operationszeit um 15–60 min angegeben, bei 52 Befragten (26%) wurden gleiche Operationszeiten wie bei der Handnaht gefunden, 18 Chirurgen (9%) brauchten mit dem Nähinstrument länger als mit der konventionellen Technik. Beart u. Kelly (1981) geben lediglich die Anastomosenzeit an und fanden einen statistisch signifikanten Unterschied zwischen Handnaht (19 min) und maschineller Naht (11 min).

In der vorliegenden Studie wurde ein Unterschied im Medianwert der Operationsdauer von 30 min zwischen Handnahtgruppe (3 h) und der Gruppe mit maschineller Naht (2 h 30 min) ermittelt (keine statistische Signifikanz). Der Median der WD-Gruppe entsprach dem der Handnahtgruppe.

Blutverlust

Beart u. Kelly (1981) fanden in ihren Vergleichsgruppen keine Unterschiede in der Höhe des geschätzten intraoperativen Blutverlusts (im Mittel 375 ml). Bei unseren genauen Messungen trat nur eine maximale, nichtsignifikante Differenz im Median von 100 ml auf (Median des Gesamtkollektivs: 800 ml). Die Blutzufuhr wies ebenfalls keine statistisch signifikanten Unterschiede auf.

Postoperative Liegezeit

Die postoperative Liegezeit war in der Gruppe B (Nähinstrument) mit 15 Tagen im Median um 2 Tage kürzer als in der Gruppe A (Handnaht) und der WD-Gruppe.

Adloff et al. (1980) ermittelten für ihre untersuchten 51 Patienten durchschnittlich 18 Tage postoperative Krankenhausverweildauer bei der maschinellen Naht und 19,6 Tage bei der Handnaht. Beart u. Kelly (1981) konnten die Patienten mit maschineller Anastomose schon nach 10 Tagen entlassen, die mit manueller Naht im Durchschnitt erst einen Tag später. Bolton u. Britton (1980) fanden bei ihren, mit je 10 Patienten allerdings sehr kleinen Kollektiven, in der Handnahtgruppe eine Verweildauer von 21 Tagen, in den EEA-Gruppen 16 bzw. 17 Tage (mit und ohne Zökalfistel). Ein Grund für die kürzere Liegezeit könnte die geringere Traumatisierung des Gewebes bei erleichterter Anastomosenherstellung sein. Bei maschinellen Anastomosen ist die Rate an postoperativen Stenosen am 10. Tag deutlich niedriger. Die bei Handnaht höhere Stenoserate am 10. Tag kann durch die größere Operationstraumatisierung der Anastomosenregion mit nachfolgendem Ödem bedingt sein und ist möglicherweise als Grund für den späteren Verschluß der Zökalfistelwunde und die längere postoperative Krankenhausverweildauer zu diskutieren.

Anastomosenprotektion

In 80% der Fälle wurde zur Anastomosenprotektion eine Zökalfistel angelegt. Diese Maßnahme erfordert meistens keine zweite Operation, wie sie bei der Rückverlagerung eines Anus praeternaturalis notwendig ist. Ähnlich wie bei Stelzner (1970) konnte der Pezzer-Katheter im Median nach 11 Tagen gezogen werden, 3 Tage länger dauerte es in der WD-Gruppe. Die Zökalfistelwunde verschloß sich nach ca. 14 Tagen in den EEA-Gruppen von selbst, in der Handnahtgruppe dauerte es 7–10 Tage länger. Bei einem Patienten mußte wegen einer Anastomoseninsuffizienz nachträglich ein Anus praeternaturalis angelegt werden. Die 11 prä- und intraoperativ angelegten Ani praeternaturales boten keine Probleme, die einer chirurgischen Behandlung bedurften.

Becker et al. (1979) verzichteten, allerdings bei dreireihiger Nahttechnik, ganz auf eine Anastomosenprotektion. Auch Athanasiadis et al. (1982) legten in der Regel keine Entlastungskolostomie an, sondern schützten die Anastomose bis zum 4. postoperativen Tag durch ein intraoperativ gelegtes Darmrohr. Reifferscheid (1983) legt bei jeder tiefen Rektumanastomose eine Ileo- oder Kolostomie an.

Komplikationen

Letalität

In unserer Studie verstarb eine 60jährige Patientin aus der Gruppe A (Handnaht) an einer Peritonitis bei Nahtinsuffizienz, das entspricht einer Letalitätsrate im Gesamtkollektiv von 1,7%. Beart u. Kelly (1981) vermerkten einen Todesfall in der Gruppe der maschinellen Anastomosen bei Anastomosendehiszenz (1,25%). Bolton u. Britton (1980) gaben 2 Todesfälle in der Handnahtgruppe an, die aber nicht dehiszenzbedingt waren (6,6%). Adloff et al. (1980) führten einen Todesfall in der Handnahtgruppe auf eine Nahtdehiszenz mit nachfolgender Peritonitis zurück, 3 weitere Todesfälle in dieser Gruppe und einer in der EEA-Gruppe beruhten auf gastrointestinalen Blutungen und kardiovaskulären Komplikationen (insgesamt 10%).

Wundheilungsstörungen

Wundheilungsstörungen traten in der vorliegenden Studie in 4 Fällen auf (6,7%). Dabei gab es eine Störung der Wundheilung bei den Handnähten, ein Fall trat in der Gruppe B auf, 2 Fälle in der WD-Gruppe. Dieses Ergebnis entspricht in etwa dem von Beart u. Kelly (1981). Bolton u. Britton (1980) hatten in ihrem Kollektiv 20% Wundheilungsstörungen.

Die Wundheilungsstörungsrate von 6,7% bei 60 hintereinander operierten Rektumresektionen kann verglichen werden mit den 6,4% in den Therapiegruppen der kontrollierten Antibiotikastudie zur systemischen Wirksamkeit von Cefotaxim in der Kolonchirurgie (Jostarndt et al. 1981). Während in der kontrollierten Studie von Jostrandt et al. Cefotaxim bei präoperativem Beginn über 4 Tage angewandt wurde, ist hier Cefotaxim in einer Ultrakurzzeitprophylaxe eingesetzt worden. 2 g Cefotaxim wurden als 1. Dosis ca. 30 min vor Operations-Beginn verabreicht und bei Operationsende wurden wiederum 2 g Cefotaxim als 2. Gabe verabreicht. Dies berücksichtigt speziell die Pharmakokinetik von Cefotaxim. Die klinisch beobachtete Infektionsrate der abdominellen Inzisionen von 6,7% bestätigt voll, daß auch 2 mal 2 g Cefotaxim als Ultrakurzzeitprophylaxe ausreichen (Thiede et al. 1982).

Nahtdehiszenzen

Anastomosenleckagen können in primäre, technisch bedingte und in frühe sekundäre (ca. 7.–12. Tag nach der Operation, Durchblutungsstörung) und späte sekundäre (ca. 18.–25. Tag nach der Operation, Sakralhöhleninfektion) Dehiszenzen unterschieden werden. Wir haben keine späten infektionsbedingten Anastomosendehiszenzen beobachtet und bewerten unsere Dehiszenzen als Folge von Durchblutungsstörungen. Primäre Nahtdehiszenzen wurden intraoperativ durch transanale Flüssigkeitsinstillationen ausgeschlossen (Fasching u. Moritz 1980) oder bei Vorhandensein sofort übernäht, so daß sie in keinem Falle in die Rate sekundärer Insuffizienzen eingehen. Heald u. Leicester (1981) beobachteten in ihrer Studie, daß Nahtdehiszenzen besonders bei tiefen Anastomosen auftraten, auch Bockelmann et al. (1983) machten diese Feststellung. Bei Beart u. Kelly (1981) lag die durchschnittliche Anastomosenhöhe für Hand- und Maschinennaht bei 9 cm oberhalb der Anokutanlinie, dabei traten 3 Nahtdehiszenzen mit klinischer Relevanz auf. In der eigenen Studie fanden wir mit 4 Fällen (6,6%) eine höhere Anzahl klinisch relevanter Nahtdehiszenzen, der Median der Anastomosenhöhe lag jedoch mit 6 cm um ein Drittel niedriger. Einen Unterschied zwischen ihren Vergleichsgruppen fanden Beart u. Kelly nicht, während in der eigenen Studie für die WD-Gruppe eine signifikant höhere Dehiszenzrate als in der Gruppe B (Nähinstrument) ermittelt wurde. Auch in der Gruppe A (Handnaht) traten vermehrt Nahtdehiszenzen auf, es bestand aber keine statistische Signifikanz. Weitere 7 Nahtdehiszenzen ohne klinische Symptome wurden röntgenologisch bei Routineauswertungen festgestellt, so daß insgesamt bei 11 Patienten (18,3%) röntgenologisch deutliche Anastomosendehiszenzen nachweisbar waren. Ein Vergleich mit den Ergebnissen von Beart u. Kelly ist aber schwer möglich, weil in ihren Untersuchungen keine systematischen postoperativen Röntgenkontrastuntersuchungen gemacht worden sind.

Kolokutane Fisteln
Eine Komplikation nach Nahtdehiszenzen und Abszessen ist die Bildung von kolokutanen Fisteln. Im eigenen Kollektiv fanden wir in der WD-Gruppe 23% kolokutane Fisteln, ein statistisch signifikant differentes Ergebnis zu Gruppe B (EEA-Naht), wo keine Fisteln auftraten. Die Fistelung nahm also bei sehr tiefen Anastomosen zu, während ein signifikanter Unterschied zwischen Handnahtgruppe (4,3%) und Gruppe B (0%) nicht besteht.

Blasenfunktionsstörungen
Kirkegaard (1981) untersuchte für einen Zeitraum von 6–8 Monaten bei 20 Patienten mit tiefen Rektumresektionen die Blasenfunktion. Er fand bei 5 Patienten deutliche Beschwerden von seiten des Urogenitaltrakts. Auch Beart u. Kelly (1981) gaben Fälle mit Harnretentionen an, genaue Angaben machten sie jedoch nur bei den sehr tiefen Anastomosen (3 Fälle = 30%). Als Gründe für Blasenfunktionsstörungen kommen nervale Läsionen und Verletzungen der Blase in Frage. Erkrankungen wie z. B. Prostataadenome, die präoperativ keine Beschwerden gemacht haben, können nach der Rektumresektion Probleme bereiten. Im eigenen Kollektiv war die Zahl der Blasenfunktionsstörungen bei sehr tiefen Anastomosen der WD-Gruppe mit 46,2% statistisch signifikant höher als in den Gruppen A und B mit 4,3% bzw. 4,2%.

Vor- und Nachteile des EEA-Nähinstruments

Otten et al. (1982) sahen keinen Vorteil in der Anwendung der EEA-Nahtpistole gegenüber einer weitgreifenden manuellen Allschichtnaht. Die Autoren meinen, mit ihrer Nahttechnik kontinenzerhaltende Resektionen bis zu einer Resektionslinie 4 cm oberhalb der Anokutanlinie ausführen zu können. Eine Zeitersparnis gegenüber der maschinellen Naht soll nicht vorhanden sein. Es liegen allerdings keine Angaben der Autoren zu Operations- bzw. Anastomosenzeiten vor.

Beart u. Kelly (1981) stellten in ihrer randomisierten Vergleichsstudie fest, daß einreihige Handnaht und EEA-Naht nahezu gleichwertige Operationsverfahren seien. Allerdings konnte mit dem Nähinstrument die Anastomosenzeit verkürzt und bei 10 Patienten der Sphinkter erhalten werden, was manuell nicht möglich gewesen wäre. Dies betont die Bedeutung für die Indikationsausdehnung zur Kontinenzerhaltenden Resektion.

In der eigenen Studie kamen wir zu einem vergleichbaren Ergebnis, 21,6% des Patientenkollektivs waren nur mit dem Nähinstrument kontinenzerhaltend resezierbar. Die Vergleichsgruppen Handnaht und EEA-Naht (A und B) wiesen keine statistisch signifikanten Unterschiede auf, obwohl sich in vielen Faktoren ein gewisser Trend zugunsten des Nähinstruments abzeichnete. Die WD-Gruppe verursachte meistens statistisch signifikant höhere Komplikationsraten. Diese waren jedoch zu tolerieren, weil den Patienten das Kontinenzorgan erhalten werden konnte. Sie wären sonst lebenslang zu Stomaträgern geworden. Bei Berücksichtigung der intraoperativen technischen und der postoperativen klinischen Parameter weist die Anwendung des Nahtinstruments bei den tiefgelegenen Anastomosen besonders bei Männern eindeutig Vorteile auf.

Kontinenzleistung

Hinsichtlich der Funktion bei besonders tiefen Anastomosen sei auf die Untersuchungsergebnisse von Jostarndt et al. (1984) am gleichen Patientenkollektiv verwiesen, die folgendes herausfanden: Maschinell und manuell erstellte Anastomosen hatten per se keine dauernde Funktionsdifferenz zur Folge (Keighley u. Matheson 1980).

Entscheidenderen Einfluß auf die postoperative Kontinenzfunktion hatten die Anastomosenlokalisationen. Keine Kontinenzgefährdung trat ein, wenn die Anastomose bei 6 cm und höher lag. Lag die Anastomose tiefer, so kam es zumindest vorübergehend zu einer Einschränkung der Reservoirfunktion, was andere Autoren bestätigten (Goligher u. Hughes 1951; Cortesini 1980; Raguse u. Braun 1983; Kuijpers 1983). Die postoperative Speicherfähigkeit des Rektums wurde außerdem bei Anastomosenheilungsstörungen und präsakralen Fisteln deutlich beeinträchtigt, während anale Verschlußleistung und Sphinkterkontraktion praktisch von der Anastomosenlokalisation und deren Heilung unbeeinflußt blieben, wie dies auch von Suzuki et al. (1980) sowie Heppel et al. (1982) beschrieben wurde (Jostarndt et al., 1984).

Fazit. Ob die Vorteile des Nahtinstruments in der Handhabung und Indikationserweiterung bei besonders tiefen Anastomosen auch erhalten bleiben, wenn die Fünfjahresüberlebensrate und die Auswertung der lokoregionären Rezidive vorliegen, muß abgewartet werden. Erst dann kann endgültig die Wertigkeit des Nahtinstruments für die tiefe Rektumresektion beurteilt werden.

7 Zusammenfassung

In der vorliegenden kontrollierten randomisierten Untersuchung (Zeitraum der Operationen vom 12.12. 1979–04.01. 1982) wurde das amerikanische EEA-Nahtinstrument mit der Handnaht bei Rektumanastomosen verglichen (n = 60).

Zum taktischen Konzept gehörten folgende Punkte:
Präoperative Sicherung der Diagnose und Ausdehnung der Erkrankung, Darmreinigung durch orthograde Darmspülung, systemische Ultrakurzzeitantibiotikaprophylaxe, Typing, Grading und Staging, direkte Distanzmessungen, intraoperative Anastomosenkontrolle durch transanale Flüssigkeitsinstillation, Anastomosenschutz meistens durch Zökalfistel, radiologische Anastomosenkontrolle, klinische Analyse des Kontinenzverhaltens und systematisches Follow-up.

In dieser Arbeit wurden folgende Studienergebnisse und -aussagen erzielt: Analyse der sich praktisch ergebenden Gruppen A (Handnaht), B (geplante Staplernaht) und WD („withdrawn cases", also solche aus beiden Gruppen, die nur mit dem Klammernahtgerät kontinenzerhaltend resezierbar waren). Die lokalisations- und geschlechtsabhängige Verteilung der WD-Fälle zeigte eine signifikante Differenz zu den Gruppen A und B, wobei A und B trotz der WD-Fälle unter sich vergleichbar bleiben. Bei Auswertung der ermittelten Daten wiesen die Gruppen A und B keine bzw. nur geringe klinische Differenzen auf, es sprachen aber einige Faktoren für das Nahtinstrument (Verkürzung der Operations- und postoperativen Krankenhausverweildauer, Verkürzung der Zökalfistelverschlußzeit und Verringerung der Nahtdehiszenzen sowie der kolokutanen Fisteln). Beim Vergleich der beiden Nahtinstrumentgruppen B und WD fanden sich in der WD-Gruppe statistisch signifikant mehr Nahtdehiszenzen, kolokutane Fisteln und postoperative Blasenfunktionsstörungen. Bei tiefsitzenden Rektumkarzinomen kann vor allem bei Männern mit schlankem Becken und straffem Beckenboden der Einsatz des EEA-Staplers technisch dazu beitragen, eine Rektumamputation zu vermeiden.

8 Literatur

Abel AL (1957) Discussion on major surgery of the rectum, with or without colostomy, excluding anal canal and including the rectosigmoid. Proc R Soc Med 50: 1035–1041

Adloff M, Arnaud J-P, Beehary S (1980) Stapled vs. sutured colorectal anastomosis. Arch Surg 115: 1436–1438

Androsov PI (1965) Apparat zum Vernähen des Magenstumpfes und die Erfahrung bei seiner klinischen Anwendung. Zentralbl Chir 90: 436–440

Androsov PI (1970) Experience in the application of the instrumental mechanical suture in surgery of the stomach and rectum. Acta Chir Scand 136: 57–63

Athanasiadis S, Girona J, Gandji D, Lutfi T (1982) Die Bedeutung der Nahttechnik in der Dickdarmchirurgie. In: Thiede A, Hamelmann H (Hrsg) Nahtmaterialien und Nahttechniken. Springer, Berlin Heidelberg New York, S 199–207

Barth H (1978) Planung und Datenanalyse bei prospektiven kontrollierten klinischen Studien. Langenbecks Arch Chir 347: 457–465

Beart RW, Kelly KA (1981) Randomized prospective evaluation of the EEA stapler for colorectal anastomoses. Am J Surg 141: 143–147

Becker H, Probst M, Ungeheuer E (1979) Erhöht die einseitige Colon- oder Rektum-Resektion ohne protektive Colostomie die postoperative Komplikationsrate? Chirurg 50: 244–248

Blamey SL, Lee PWR (1982) A comparison of circular stapling devices in colorectal anastomoses. Br J Surg 69: 19–22

Bockelmann D von, Thiede A, Hamelmann H (1983) Die Wertigkeit der zirkulären Nähinstrumente in der colorektalen Chirurgie. Eine prospektive Studie. Schleswig-Holsteinisches Ärzteblatt 36: 585–597

Bolton RA, Britton DC (1980) Restorative surgery of the rectum with a circumferential stapler. Lancet 11: 850–851

Cohen Z, Myers E, Langer B, Taylor B, Railton RH, Jamieson C (1983) Double stapling technique for low anterior resection. Dis Colon Rectum 26: 231–235

Cortesini C (1980) Anorectal reflex following sphincter saving operations. Dis Colon Rectum 23: 320

Dukes CE (1940) Cancer of the rectum: An analysis of 1000 cases. J Pathol Bact 50: 527

Dunn DH, Robbins P, Decanini C, Goldberg S, Delaney JP (1978) A comparison of stapled and hand-sewn colonic anastomoses. Dis Colon Rectum 21: 636–639

Edmondson HT, Rissing JP (1983) Prophylactic antibiotics in colon surgery. Arch Surg 118: 227–231

Fasching W, Moritz E (1980) Zirkuläre Klammeranastomosen im Magen-Darm-Trakt mit den Klammernahtgeräten SPTU und EEA. Chirurg 51: 644–650

Friedrich H (1934) Ein neuer Magen-Darm-Nähapparat. Zentralbl Chir 9: 504–506

Gall FP (1980) Die tiefe anteriore Resektion. Langenbecks Arch Chir 352: 395–398

Gall FP, Hermanek P (1981) Kontinenzerhaltende Operationen beim Rektumcarcinom. Langenbecks Arch Chir 354: 45–53

Goligher JC (1980) Surgery of the anus, rectum and colon, 4th edn. Bailliere Tindall, London, pp 520–523

Goligher JC (1982a) Current trends in the use of sphincter-saving excision in the treatment of carcinoma of the rectum. Cancer 50: 2627–2630

Goligher JC (1982b) The use of circular staplers for the construction of colorectal anastomoses after anterior resection. In: Heberer G, Denecke H (eds) Colo-rectal surgery. Springer, Berlin Heidelberg New York, pp 107–113

Goligher JC, Hughes ESR (1951) Sensibility of the rectum and colon. Its role in the mechanism of anal continence. Lancet I: 543

Gritsman JJ (1966) Mechanical suture by soviet apparatus in gastric resection: Used in 4000 operations. Surgery 59: 663–669

Harmer MH (Hrsg) (1980) TNM-Klassifikation maligner Tumoren. Akademie-Verlag, Berlin, S 45–50

Heald RJ, Leicester RJ (1981) The low stapled anastomosis. Br J Surg 6: 333–337

Hell K (1980) Antibiotika in der kolorektalen Chirurgie. Colo-proctol 4: 227–230

Hell K, Allgöwer M (1976) Die Colonresektion. Springer, Berlin Heidelberg New York, S 58–65

Heppel I, Kelly K, Phillips S, Beart R, Telander R, Perrault D (1982) Physiologic aspects of continence after colectomy, mucosal proctectomy and endorectal ileoanal anastomosis. Ann Surg 195: 435

Hermanek P (1982) Aufgaben des Pathologen bei Diagnose und Therapie. In: Gall FP, Hermanek P, Schweiger M (Hrsg) Das Rektumkarzinom. Perimed, Erlangen, S 40–48

Hollender LF, Calderoli H, Schoenahl C, v Pethgem R, Meyer C (1978) Die orthograde Darmspülung in der praeoperativen Dickdarmvorbereitung. Aktuel Chir 13: 43–52

Hültl H (1908) Kongreß ungarischer Chirurgen in Budapest

Hültl H (1911) Chirurgisches Nahtinstrument für Magen-Darm-Naht. Fischer, Budapest

Jostarndt L, Thiede A, Sonntag H-G, Hamelmann H (1981) Die systemische Antibiotikumprophylaxe in der elektiven Colonchirurgie. Chirurg 52: 398–402

Jostarndt L, Thiede A, Sonntag H-G, Hamelmann H (1982) Kontrollierte, prospektive, randomisierte Studie zum Wert der systemischen Antibiotikumprophylaxe in der elektiven Dickdarmchirurgie. In: Lange J, Theisinger W (Hrsg) Aktuelle Therapie des Rektumkarzinoms. Thieme, Stuttgart S 28–34

Jostarndt L, Thiede A, Lau G, Hamelmann H (1984) Die anorektale Kontinenz nach manueller und maschineller Anastomosennaht. Ergebnisse einer kontrollierten Studie in der Rektumchirurgie. Chirurg 55: 385–390

Junginger T, Pichlmaier H (1982) Nahtmaterialien und Nahttechniken in der Kolonchirurgie. In: Thiede A, Hamelmann H (Hrsg) Nahtmaterialien und Nahttechniken. Springer, Berlin Heidelberg New York, S 288–295

Keighley MRB, Matheson D (1980) Functional results of rectal excision and endoanal anastomosis. Br J Surg 67: 757

Kirkegaard P (1981) Bladder dysfunction after low anterior resection for mid-rectal cancer. Am J Surg 141: 266–268

Knight CD, Griffen FD (1983) Techniques of low rectal reconstruction. Curr Probl Surg 20: 388–456

Kuijpers JHC (1983) Fecal continence after subtotal to total excision of the rectum. Neth J Surg 35: 73–77

Langer S (1982) Resektionsgrenzen und Sicherheitszonen beim rektosigmoidalen Karzinom zur Vermeidung von Rezidiven. In: Lange J, Theisinger W (Hrsg) Aktuelle Therapie des Rektumkarzinoms. Thieme, Stuttgart S 21–24

Lorenz W, Rhode H (1979) Prospektive, kontrollierte Studien in der Chirurgie. Kontroverse Standpunkte zur Motivierung und Durchführung. Klin Wochenschr 57: 301

Marti MC, Pouret JP (1977) Eine neue Methode zur raschen präoperativen Vorbereitung des Dickdarms. Langenbecks Arch Chir 343: 275–279

Mason AY (1976) Rectal cancer. The spectrum of selective surgery. Proc R Soc Med 69: 237

Miles E (1925) The spread of cancer of the rectum. Lancet 208: 1218–1219

Nockemann PF (1980) Die chirurgische Naht. Thieme, Stuttgart, S 161–162

Otten G, Heymann H, Menne HJ, Birkenfeld U, Lieth H von der, Kaiser W, Düben W (1982) Nahttechnik am Rektum – Maschinelle oder manuelle Naht. In: Thiede A, Hamelmann H (Hrsg) Nahtmaterialien und Nahttechniken. Springer, Berlin Heidelberg New York, S 209–221

Peters H (1982) Standardisiertes Vorgehen bei der präoperativen Dickdarmvorbereitung. In: Lange J, Theisinger W (Hrsg) Aktuelle Therapie des Rektumkarzinoms, Thieme, Stuttgart S 25–28

Petz A von (1924) Zur Technik der Magenresektion. Ein neuer Magen-Darmnähapparat. Zentralbl Chir 5: 179–189

Portnoy J, Kagan E, Gordon P, Mendelson J (1983) Prophylactic antibiotics in elective colorectal surgery. Dis Colon Rectum 26: 310–313

Raguse T, Braun J (1983) Rektumcarcinom – Funktionelle Ergebnisse nach sphinktererhaltenden Eingriffen. Chirurg 54: 33

Ravitch MM, Steichen FM (1972) Technics of staple suturing in gastrointestinal tract. Ann Surg 175: 815–837

Reifferscheid M (1983) Tiefe anteriore Rektumresektion (TAR). In: Reifferscheid M (Hrsg) Rektumkarzinom – Sphinktererhaltende Operationsverfahren. Thieme, Stuttgart S 44–62

Sachs L (1978) Angewandte Statistik, 5. Aufl. Springer, Berlin Heidelberg New York

Sándor S (1936) Magen-Darmnaht mit Metallklammern nach Hültl und ein neues Nähinstrument. Zentralbl Chir 23: 1334–1339

Schwemmle K (1982) Warum heute noch Rektumexstirpation. In: Gall FP, Hermanek P, Schweiger M (Hrsg) Das Rektumkarzinom. Perimed, Erlangen, S 111–115

Smith LE (1981) Anastomosis with EEA stapler after anterior colonic resection. Dis Colon Rectum 24: 236–246

Steichen FM, Ravitch MM (1973) Mechnical sutures in surgery. Br J Surg 60: 191–197

Stelzner F (1970) Die (selbstheilende) Cöcalröhrenfistel zur Sicherung von Anastomosen mit dem Colon und dem Rektum. Chirurg 41: 281–283

Stock W, Hirt H-J, Pichlmaier H (1977) Die präoperative Darmkeimverminderung durch orthograde Dickdarmspülung. Chirurg 48: 161–165

Stötter L, Hartel E (1982) Abdomino-perineale Rektumamputation – Indikation, Technik und Ergebnisse. In: Lange J, Theisinger W (Hrsg) Aktuelle Therapie des Rektumkarzinoms. Thieme, Stuttgart S 46–52

Suzuki H, Mathsumoto K, Amano S, Jujioka M, Hanzumi M (1980) Anorectal pressure and rectal compliance after low anterior resection. Br J Surg 67: 655

Thiede A, Jostarndt L, Troidl H, Poser HL, Bertz U, Hamelmann H (1981) Der Wert der zirkulären maschinellen Colon- und Rektumanastomosen (EEA). Chirurg 52: 30–35
Thiede A, Jostarndt L, Hamelmann H (1982) Antibiotika-Prophylaxe in der Chirurgie – insbesondere in der Kolonchirurgie. Selecta Symposium Service 57–70
Tomoda M (1937) Eine neue Modifikation der Magenresektionstechnik mit eigenem Magen-Darmnähapparat. Zentralbl Chir 27: 1584–1590
Waxman BP (1983) Large bowel anastomoses II. The circular staplers. Br J Surg 70: 64–67
Welin S, Welin G (1976) The double contrast examination of the colon. Experiences with the Welin-modification. Thieme, Stuttgart, pp 3–16
Westhues H (1934) Die pathologisch-anatomischen Grundlagen der Chirurgie des Rektumkarzinoms. Thieme, Leipzig
Wheeless CR, Smith JJ (1983) A comparison of the flow of iodine 125 through three different intestinal anastomoses: Standard, Gambee, and Stapler. Obstetrics & Gynecology 62, 513–518

Systematische radiologische Befundanalysen von manuellen und maschinellen Rektumanastomosen in einer kontrollierten Studie

H.-L. Poser, J. Baier und A. Thiede

Inhaltsverzeichnis

1 Einleitung

Mit der Röntgendiagnostik des Kolons haben sich viele Autoren beschäftigt; heute ist wohl nur noch die Doppelkontrasttechnik von Bedeutung, deren Überlegenheit gegenüber der Monokontrastdarstellung inzwischen nicht mehr bezweifelt wird (Altaras 1976; Dihlmann 1980; Grabbe et al. 1982; Hildell u. Rosengren 1975; Miller 1975; Schilling 1977). Dieses Untersuchungsverfahren geht zurück auf A. W. Fischer (1923) und wurde von Welin (1962) als selbständiges Verfahren modifiziert als sog. Malmö- bzw. Welin-Technik. Variationen der vorausgehenden Darmreinigung, der medikamentösen Vorbereitung bzw. zusätzlicher Spasmolytikagabe, der Aufnahmetechnik, des verwendeten Kontrastmittels sowie Erfahrungsberichte mit der Methode sind Inhalt vieler Publikationen (Eggeman 1976; Gohel et al. 1975; Harned et al. 1976; Hettler 1962; Jungk 1977; Krueger 1977; Meeroff et al. 1975; Poser u. Baier 1977).

Nur wenige Veröffentlichungen haben sich mit dem Aussehen des operierten Kolons bzw. den Anastomosen nach Kolonteilresektionen befaßt (Cronquist 1957; Fischer E. 1973; Fleischner u. Berenberg 1956; Poser u. Thiede 1982; Sharpe u. Golden 1950). Bei E. Fischer (1973) und bei Fleischner u. Berenberg (1956) geschieht dies unter dem Gesichtspunkt der Rezidivsuche, wobei E. Fischer dabei auch morphologische Beschreibungen der unauffälligen, rezidivfreien Anastomose gibt. Cronquist (1957) sowie Sharpe u. Golden (1950) publizierten röntgenmorphologische Studien zum Verlauf nach Kolonresektionen und End-zu-End-Anastomosen. Diese Arbeiten beschäftigen sich aber lediglich mit Handnahtanastomosen. Das Aussehen der Maschinennähte ist bei Poser u. Thiede (1982) beschrieben, hier aber nur in der frühen postoperativen Phase am 9.–11. postoperativen Tag. Röntgenkontrasteinläufe werden zum Auffinden von Stenosen und Leckagen postoperativ zwar häufiger durchgeführt (Bockelmann et al. 1983; Dihlmann 1980; Everett 1975; Goligher 1982; Hamelmann et al. 1982; Heald u. Leicester 1981; Hulten 1982; Latimer 1981; Morgenstern et al. 1972; Sharefkin et al. 1978), ohne daß eine systematische röntgenmorphologische Anastomosenanalyse dabei vorgenommen wird.

Bariumsulfatkontrastmittel sind als unresorbierbare Substanzen nur dann völlig ungefährlich, wenn sie im Magen-Darm-Kanal verbleiben (Brettel et al. 1976). Bei Eindringen in die Darmwand, die Gefäßbahn, die freie Bauchhöhle oder in den Retrorektalraum rufen sie schwere Komplikationen hervor: lokale Entzündungen mit Ausbildung von Verklebungen und Granulomen (Barke 1970; Burnikel 1962; Carter 1963; Gordon u. Glymann 1957; Levine u. Simpson 1960), Peritonitis, Embolien, Bariumabsiedlungen in Lunge, Niere, im Herzmuskel, Gehirn und in der Leber mit dadurch bedingten Abszessen (Gardiner u. Miller 1973; Karen et al.

1974, Mahboudi et al. 1974; Seaman u. Wells 1965; Zatzkin u. Irwin 1964; Zheutlin et al. 1952).

Wasserlösliche Kontrastmittel werden zur Vermeidung der $BaSO_4$-bedingten Komplikationsmöglichkeiten unter anderem 1) bei drohender oder manifester Perforation, 2) präoperativ direkt vor chirurgischen Eingriffen und 3) postoperativ bei frühen Anastomosenkontrollen verwendet (Poser u. Thiede 1980). Dabei findet meist Gastrografin Verwendung (Krueger 1977; Löhr 1964; Mahboudi et al. 1974; Morgenstern et al. 1972; Shorthouse et al. 1982). Komplikationen mit Gastrografin (Elektrolytstörungen, Perforationen bei vorliegenden Stenosen, Schleimhautreizungen; vgl. Harris et al. 1964; Janson et al. 1982; Lutzger u. Factor 1976; Murtagh u. Sanders 1978; Seltzer u. Jones 1978) und besonders der Bericht über eine schwere Blutung (Gallitano et al. 1976) haben zum Einsatz anderer trijodierter Kontrastmittel geführt, wobei sich das Peritrast RE bewährt hat (Poser u. Thiede 1978; Dihlmann 1980).

Nach einer Zusammenstellung von Hamelmann (1982) und Fasching u. Moritz (1980) sind Nahtgeräte bereits seit 1908 durch Hültl (1908, 1911) in der Chirurgie bekannt. Das von v. Petz (1924) konstruierte Modell wird heute noch verwendet. Weitere Entwicklungen sind mit den Namen Friedrich (1934), Sandor (1936) und Tomoda (1937) verbunden. Seit 1948 werden in der Sowjetunion im Moskauer Sklifossowski-Institut moderne Nahtapparate entwickelt (Androssow 1970; Gritsman 1966), aus deren Modell SPTU die U.S.-Surgical Corporation 1978 das in der vorliegenden Studie verwendete EEA-Gerät entwickelt hat.

Erfahrungsberichte, prospektive und kontrollierte Studien (Beart u. Kelly 1981; Goligher 1982; Thiede et al. 1981) haben Praktikabilität, Indikationsstellung, Komplikationen und Vorteile der EEA-Nahtpistole gezeigt.

In der vorliegenden kontrollierten Studie sollten Vergleiche von Staplernähten mit der EEA-Nahtpistole und Handnähten bei anterioren und tiefen anterioren Rektumanastomosen gezogen werden, wobei gleichzeitig zu prüfen war, wie weit und mit welchen Ergebnissen röntgenologische postoperative Kontrolluntersuchungen Aussehen, Verlauf und mögliche Komplikationen der Anastomosen erfassen können. Da zu Studienbeginn eine eindeutige Überlegenheit eines der beiden Operationsverfahren nicht bekannt war, bestanden keine ethischen oder juristischen Bedenken gegen einen solchen Vergleich, eine Voraussetzung, die auch von Lorenz u. Rohde (1979) gefordert wird. In die geplanten postoperativen Kontrollintervalle wurden die Überlegungen eines systematischen Follow-up (Troidl 1978; Troidl et al. 1979) einbezogen.

2 Studienfragen

1) Kann das Verhalten von Rektumanastomosen durch postoperative radiologische Kontrollen objektiviert werden?
2) Welche Kontrastmittel sind bei zeitlicher Differenzierung zu verwenden?
3) Welche Befunde können zu welchem Zeitpunkt statistisch abgesichert werden?

4) Wie sind Anastomosenlokalisationen in Röntgenbildern bestimmbar?
5) Können Aussagen zum Auftreten und zum Verlauf primärer und sekundärer Stenosen gemacht werden?
6) Können objektive reproduzierbare Ergebnisse zum Leckagenverhalten gewonnen werden?
7) Wie entwickeln sich Klammerringe und Einzelklammern?
8) Ist der Retrorektalraum postoperativ anders zu bewerten als vor der Rektumresektion?
9) Welche Verläufe sind bei Handnähten typisch?
10) Welche Verläufe sind bei Staplernähten typisch?
11) Gibt es eindeutige Unterschiede zwischen beiden Nahttechniken bei postoperativer röntgenologischer Beurteilung?

3 Material und Methoden

3.1 Röntgenuntersuchungen und Bewertung

Kontrastmittel
Die Röntgenuntersuchungen nach tiefer Rektumresektion werden mit 2 unterschiedlichen Kontrastmitteln durchgeführt. Die erste postoperative Kontrolle zwischen dem 8. und 12. Tag erfolgte mit Peritrast RE (Lysinsalz der 3,5-bis-(acetamido-)2,4,6,-trijod-benzoesäure, Natrium-ÄDTA, Dimethylpolysiloxan), einem wasserlöslichen, resorbierbaren, trijodierten Kontrastmittel, das als 36%ige Lösung mit einem Jodgehalt von 180 mg/ml praktisch gewebsisoton ist (Dr. Franz Köhler-Chemie KG). Für die späteren Kontrollen wird eine Bariumsulfatsuspension (Barotrast, Barnes-Hind-Barium Products, W. Krebs Import) benutzt.

Kontrastmittelapplikation
Die Kontrastmittelapplikation wurde mit Hilfe eines „Pneumocolon“ (Barnes-Hind) vorgenommen. Als Darmrohr kamen Einmalrektalrohre (Fa. Nicholas) zur Anwendung. Bei Sphinkterinsuffizienz wurde ein kurzes Einlaufrohr mit Gummiballon (Fa. Nicholas) hinter den Sphincter ani internus gelegt.

Aufnahmetechnik
Die Einlaufkontrolle erfolgte unter Sicht mit Bildverstärkerfernsehkette (Sirescop 2, Fa. Siemens. Generator: Maximus CM 80, Fa. Philips). Die Aufnahmen bei der ersten postoperativen Untersuchung wurden allein am Durchleuchtungsgerät angefertigt. Bei den späteren Röntgenkontrollen erfolgten zusätzliche Aufnahmen in Seitlage an einem Rasterwandstativ. Es wurde grundsätzlich mit Hartstrahltechnik gearbeitet, Filme und Folien der Fa. Kodak (G 2, X-omatic Regular), Entwicklungschemie und Entwicklungsmaschine (Typ M 6) ebenfalls von der Fa. Kodak.

3.1.1 Vorbereitung, Untersuchungsablauf und Terminierung

Erste postoperative Röntgenuntersuchung

Bei der ersten postoperativen Untersuchung ging es um die Primärexploration lediglich des Anastomosenbereiches. Aus diesem Grund konnte, auch zur Schonung der Anastomose, auf eine Vorbereitung mit Abführmitteln und Reinigungseinlauf verzichtet werden. 10 min vor Untersuchungsbeginn erhielt der Patient 1 mg Atropin s.c., bei Kontraindikation (Engwinkelglaukom, Prostataadenom mit Restharnbildung, Tachyarrhythmie) stattdessen 2 mg Glukagon i.m. zur Herabsetzung von Motilität und Tonus des Darms und zur Reduktion der Schleimproduktion. In Fällen mit postoperativen Motilitätsstörungen wurde selbstverständlich auf eine pharmakologische Beeinflussung verzichtet.

Das Drain in der Zökalfistel wurde abgeklemmt oder – bei Anus praeternaturalis – der abführende Kolonschenkel mit einem Doppelballonkatheter zur Verhinderung von Luft- und Kontrastmittelaustritten verschlossen.

Nach Einlegen des Rektalrohres erfolgte der dosierte Einlauf des Peritrast RE mittels Pneumocolon unter Durchleuchtungskontrolle bis zur Kontrastierung der Anastomose mit anschließender Luftinsufflation zur Erzielung eines Doppelkontrasts. Danach wurden die Röntgenaufnahmen auf dem Untersuchungstisch in (soweit dem Patienten vom klinischen Standpunkt aus zumutbar) 3 Ebenen angefertigt: sagittal, seitlich, im ersten schrägen Durchmesser.

Spätere Röntgenuntersuchungen

Es erfolgt zunächst eine diätetische Vorbereitung wie für Kolonuntersuchungen üblich. Am Tage vor der Untersuchung beginnt die Darmreinigung mit dem Abführmittel Cascara-Salax (Ferring-Arzneimittel, Kiel) mit einer morgendlichen und einer mittäglichen Einnahme jeweils eines Pulvers und zweier Tabletten. Das Pulver setzt sich zusammen aus 7,5 g Magnesium sulfuricum sicc., Acidum citricum 3,0 g und 1,25 g Kalium bicarbonicum. Die Tabletten enthalten 0,325 g Cortex Rhamni Purshianae (stand.).

1,5 h vor Untersuchungsbeginn erhielten die Patienten einen Reinigungseinlauf mit Dulcolaxzusatz (Dulcolax spezial, Fa. Thomae, enthält Bisacodyl) sowie 1 mg Atropin s.c. oder in Tablettenform, soweit keine Kontraindikationen vorlagen. 10 min vor Beginn wurde erneut 1 mg Atropin s.c. oder bei Kontraindikationen 2 mg Glukagon i.m. appliziert. Bei spastischen Reaktionen wurden während der Untersuchung zusätzlich noch Spasmolytika (20 mg Buscopan, Fa. Boehringer Ingelheim) intravenös verabreicht.

Mit Hilfe des Pneumocolon erfolgte der Einlauf der Bariumsulfatsuspension bis zur Mitte des Colon transversum mit anschließender Entleerung des Darms auf der Toilette. Danach wurde in Abhängigkeit von der Menge des verbliebenen Kontrastmittels bzw. des erzielten Darmwandbeschlags entweder sofort Luft appliziert oder vorweg erneut eine geringe Gabe $BaSO_4$-Suspension. Nachdem ein vollständiger Doppelkontrast erzielt war, wurden in standardisierter Einstelltechnik Aufnahmen der Anastomosenregion auf dem Durchleuchtungstisch in 3 Ebenen (sagittal, seitlich, im ersten schrägen Durchmesser) sowie zusätzliche Übersichtsaufnahmen der rechten und linken Flexur und dann des gesamten Kolons an einem Rasterwandstativ nach modifizierter Welin-Technik angefertigt.

Begründung für ein unterschiedliches Vorgehen
Das abweichende Vorgehen bei den postoperativen Röntgenkontrollen ist begründet in der Tatsache, daß die erste Untersuchung bereits am 8.–12. postoperativen Tag durchgeführt wurde. Da zu diesem Zeitpunkt noch eine frische Anastomosennaht vorliegt, außerdem die Möglichkeit von Fisteln bzw. Nahtinsuffizienzen gegeben ist, verbietet sich die Anwendung von nichtresorbierbarem bariumsulfathaltigem Kontrastmittel. Es muß wie bei allen Kontrastmittelröntgenuntersuchungen des Intestinaltraktes mit Perforationsgefahr ein wasserlösliches, resorbierbares, nierengängiges Kontrastmittel benutzt werden. Dabei wurde in der vorliegenden Studie dem Peritrast RE der Vorzug vor dem häufig gebrauchten Gastrografin gegeben, weil bei dem nahezu gewebsisotonen Peritrast RE die Gefahr osmotischer Verschiebungen (Dehydratation) nicht gegeben ist und weil von Gastrografin bekannte Nebenwirkungen (Schleimhautreizung mit Blutungs- und Nekrosegefahr bis zur Perforation) bei Anwendung von Peritrast RE nicht auftreten (Poser u. Thiede 1978).

Bei frischen Anastomosen verbietet sich eine forcierte Vorbereitung zur Darmreinigung mit Abführmitteln und Einlauf, außerdem ist in der frühen postoperativen Phase die Darmverschmutzung bis auf gelegentlich hämatinisierten Schleim gering. Da bei der ersten postoperativen Kontrolle lediglich die Anastomosenregion überprüft werden sollte, war eine Darstellung des gesamten Kolons nicht erforderlich, die auch mit praller Doppelkontrastfüllung sowie mit Wechsel zu verschiedenen Aufnahmegeräten und Aufnahmen im Stehen den Patienten zu diesem Zeitpunkt nicht zuzumuten ist.

3.1.2 Röntgenologische Morphologie und spezielle Befunddefinition

Stenosen
Anastomosendurchmesser von 1 cm und kleiner werden als Stenosen bezeichnet. Ein Lumen im Anastomosenbereich von 1–2 cm wird als relative bzw. leichte Stenose gewertet, Lumengrößen von 2 cm und größer als stenosefrei. Bei der Signifikanzprüfung werden die Gruppen der leichten Stenosen zur stenosefreien Gruppe gefaßt und gemeinsam den echten Stenosen gegenübergestellt.

Leckagen
Als Leckagen werden Kontrastmittelaustritte aus dem Anastomosenbereich bezeichnet. Bei filiformen Kontrastmittelfiguren außerhalb des Darmlumens wird von kleinen Leckagen gesprochen; diese sind gelegentlich auch nicht auf allen Aufnahmen der Untersuchung nachweisbar, was möglicherweise darauf zurückzuführen ist, daß sie erst bei fortgeschrittenem Untersuchungsablauf nach Lagewechsel und evtl. stärkerem Insufflationsdruck sichtbar gemacht werden können. Breite, bandförmige Kontrastmittelaustritte aus der Anastomosenregion, manchmal mit seeartigen paraluminalen Ansammlungen werden als große Leckagen bezeichnet.

In allen Fällen wird die Lokalisation des Kontrastmittelaustritts in Stundenangabe des Uhrzifferblattes aufgezeichnet, wobei ein Austritt nach rechts mit 9.00 Uhr, nach dorsal mit 12.00 Uhr, nach links mit 3.00 Uhr und nach ventral mit 6.00 Uhr angegeben wird.

Retrorektalraum
Die Distanz zwischen Os-sacrum-Vorderwand und Hinterwand des Rektums ist nur exakt auf seitlich eingestellten Aufnahmen bestimmbar; sie wird als Retrorektalraum bezeichnet.

3.2 Anastomosentechniken

Für beide verwendeten Nahttechniken ist der vorangehende operative Ablauf gleich. Er umfaßt die übliche anatomische Präparation mit anschließender anteriorer oder tiefer anteriorer Rektumresektion.

Handnaht
Kolon- und Rektumstumpf werden durch End-zu-End-Anastomose spannungsfrei verbunden. Die Hinterwand wird zweischichtig versorgt, lumenadaptierend durch seromuskuläre Stoß-auf-Stoß-Einzelknopfnahtreihe, Fadenstärke 3-0 (USP), schleimhautadaptierend durch Nahtreihe mit Fadenstärke 4-0 (USP). Die Anastomosierung der Vorderwand erfolgt mit einer Stoß-auf-Stoß-Einzelknopfnaht mit einem 3-0 (USP) starken Polyglykolsäurefaden (Dexon-S). Durch transanale Flüssigkeitsinstillation wird die Anastomose auf Dichtigkeit geprüft. Bei Flüssigkeitsaustritt aus dem Darm wird die Anastomose in der entsprechenden Region durch Einzelknopfnaht mit Dexon-S abgedichtet.

Maschinennaht
Verwendet wird ein EEA- (Entero-Enteric-Anastomosis-)Stapler, der von der U.S. Surgical Corporation entwickelt wurde. Das Gerät hat eine pistolenartige Form mit einem festen und einem beweglichen Handgriff. Auf dem Zentraldorn wird das Klammermagazin mit Hilfe eines Drehverschlusses befestigt. Am Ende des Zentraldorns sitzt eine aufschraubbare Druckplatte. Eine Flügelschraube am handgriffseitigen Gerätende ermöglicht die Distanzveränderung zwischen Ladeeinheit und Druckplatte. Magazine liegen in 3 Größen vor: *grün* mit Außendurchmesser (AD) 31 mm und Innendurchmesser (ID) 21 mm, *blau* (AD 28, ID 18), *weiß* (AD 25, ID 15). Für die Karzinomchirurgie wird überwiegend der grüne Kopf benutzt.

Nach manueller Sphinkterdehnung und anschließender transanaler Einführung des Staplers werden der Rektumstumpf über das Magazin, der Kolonstumpf über die Druckplatte gestülpt und mit Tabaksbeutelnaht um den Zentraldorn fixiert. Nachdem durch Drehen der Flügelschraube Magazin und Druckplatte so weit angenähert wurden, daß beide Darmenden fest aufeinandergepreßt sind, erfolgt durch Zusammenführen der beiden Handgriffe der Nahtvorgang. Dabei werden die in das Gewebe eingedrungenen Klammern in eine B-Form umgebogen zu einer die Durchblutung des distalen Gewebes schonenden Adaptation mit einer zirkulären, invertierten, zweireihigen, versetzten Klammernahtreihe. Intraluminal überstehendes Gewebe wird gleichzeitig durch ein Ringmesser abgeschnitten. Nach Entfernen des Staplers erfolgt die Dichtigkeitskontrolle der Anastomose durch transanale Flüssigkeitsinstillation und dann wird, falls bei primärer Dehiszenz erforderlich, eine Abdichtung mit zusätzlichen Einzelknopfnähten vorgenommen.

3.3 Studienplanung und Durchführung

Für die kontrollierte Studie wurden an der Chirurgischen Universitätsklinik Kiel im Zeitraum vom 12.12. 1979 bis 04.01. 1982 nach vorheriger Aufklärung und gegebenem Einverständnis 60 Patienten mit vorgesehener anteriorer und tiefer anteriorer Rektumresektion ausgewählt, bei denen präoperativ durch Rektoskopie definitionsgemäß festgestellt war, daß der Unterrand des erkrankten Darmabschnitts in 6–15 cm Abstand von der Anokutanlinie lag. Bei den Operationsindikationen handelte es sich um Tumoren und entzündliche Darmerkrankungen wie Divertikulitis. Die endgültige Einbeziehung in die Studie war abhängig von 3 erst intraoperativ zu klärenden Voraussetzungen: Die Operabilität mußte gegeben, die Situation für die Resektion geeignet sein, zwischen Unterrand des befallenen Darmabschnitts und der Resektionslinie mußte nach Mobilisation des Rektum bei Karzinomen eine Distanz von 5 cm bestehen. Bei Inoperabilität mit nur möglicher palliativer Anuspraeter-Anlage und bei für ausreichende Radikalität erforderlicher Rektumamputation wurden die Patienten als „Ausreißer" („escape cases") nicht in die Studie einbezogen. Nach erfolgter Resektion des erkrankten Rektumabschnitts bei Einhaltung der Radikalitätskriterien wurde nach der vorher angelegten Tabelle durch geschlossene Randomisierung die Zuordnung zur Gruppe A = Handnaht (n = 31) oder zur Gruppe B = Maschinennaht (n = 29) getroffen. Fälle, die aus technischen Gründen nur mit der Nahtmaschine transabdominal anastomosierbar waren, wurden zurückgezogen und einer gesonderten Gruppe WD („withdrawn cases") zugeordnet (n = 13).

Geplante Verteilung	
A = Handnaht:	n = 31
B = Maschinennaht:	n = 29
Gesamt	n = 60

Tatsächliche Verteilung	
A: n = 23	WD: n = 13
B: n = 24	
Gesamt	n = 60

3.4 Charakterisierung des Patientenguts

Diagnosen

Die überwiegende Grunderkrankung war bei 54 Fällen (90%) ein Rektumkarzinom. Fünf Operationen erfolgten wegen Polypen (8,3%). In einem Fall (1,7%) lag eine Divertikulitis zugrunde.

Geschlechtsverteilung

Das Patientenkollektiv besteht je zur Hälfte aus Männern und Frauen. Nach der ursprünglichen Verteilung durch Randomisierung hätte das Verhältnis in den Gruppen wie folgt ausgesehen:

	♂	♀
A	15	16
B	15	14
Gesamt	30	30

Durch die WD-Fälle, die überwiegend bei männlichen Patienten auftreten – was wohl dem engeren Becken und dem strafferen Beckenboden anzulasten ist – verschiebt sich das zahlenmäßige Geschlechtsverhältnis in den einzelnen Gruppen folgendermaßen:

	♂	♀
A	9	14
B	10	14
WD	11	2
Maschinennähte gesamt	21	16

Altersverteilung
Die Patienten waren zwischen 33 und 84 Jahre alt. Bei Aufschlüsselung nach dem Median-Quartil-System befindet sich der Median bei 64. Die Patienten der Gruppe B liegen mit einem Median von 69 darüber, die Patienten der Gruppe A und der Gruppe WD mit einem Median von 60 darunter, ohne daß statistisch signifikante Differenzen auftreten.

	1. Quartil	Median	3. Quartil	Spannweite	n
Gruppe A	51	60	73	40–81	23
B	61	69	75	40–84	24
WD	46	60	66	33–75	13
Gesamt	55	64	73	33–84	60

3.5 Bestimmung der Meßwerte

Intraoperative Anastomosenlokalisation
Ein starres Gummirohr wird transanal eingeführt, das obere Ende manuell an der Anastomose fixiert. Nach Anbringen einer Markierung in Höhe der Anokutanlinie kann am Gummirohr die Distanz zwischen Markierung und oberem Rohrende als exakte Höhe der Anastomose in Zentimetern gemessen werden.

Postoperative röntgenologische Anastomosenlokalisation
Die röntgenologisch erkennbare Anastomose wird markiert, die Distanz zum kaudalsten Punkt der kontrastmittelbenetzten Rektumampulle, der dem oberen Rand des Sphincter internus entspricht, mit einem Zentimetermaß gemessen. Bei höherliegenden Anastomosen, bei denen bereits Krümmungen des Rektums vorliegen, erfolgt die Messung über einen Bindfaden, der in Anastomosenhöhe manuell fixiert wird und im Zentrum des sichtbaren Darmlumens den eventuellen Biegungen entsprechend bis zum Sphincter internus gelegt wird. Anschließend wird die Messung der so fixierten Distanz mit einem Zentimetermaß vorgenommen.

Die Auswertung erfolgt auf allen in den verschiedenen Ebenen angefertigten Aufnahmen, bei unterschiedlichen Werten wird das arithmetische Mittel als endgültiges Maß festgehalten.

Röntgenologische Bestimmung des Anastomosendurchmessers
Die kürzeste geradlinige Distanz in Anastomosenhöhe zwischen den kontrastmittelbenetzten Wandabschnitten wird in Zentimetern gemessen, und zwar in allen vorliegenden Aufnahmen, bei den späteren postoperativen Untersuchungen sowohl auf den am Durchleuchtungsgerät wie auf den am Stativ gewonnenen Bildern. Bei Maschinennähten wird zusätzlich der Durchmesser des Klammerringes in Zentimetern gemessen. Gelegentlich ist die innere Anastomosenbegrenzung nicht eindeutig sichtbar, dann wird bei Handnähten die wahrscheinlichste Begrenzung bestimmt, bei Maschinennähten der Klammerring.

Röntgenologische Bestimmung der Weite des Retrorektalraums
Auf den exakt seitlich eingestellten Aufnahmen wird die Distanz zwischen Ventralbegrenzung des Os sacrum und der Hinterwand des Rektums in Anastomosenhöhe sowie in der Umgebung in Zentimetern gemessen. Bei großen Schwankungen werden die größte und die kleinste Distanz festgehalten.

3.6 Radiologisches Follow-up-Konzept, Durchführung und Begründung

Die röntgenologischen Verlaufskontrollen sollten das primäre postoperative Aussehen und Verhalten der Anastomosen, Nahtkomplikationen wie Leckagen und Stenosen erfassen sowie die Röntgenmorphologie im späteren Verlauf, Entwicklung der Anastomosenweite, mögliche Rezidive oder neue Primärtumoren. Deshalb erfolgte die erste Untersuchung mit Peritrast RE zu einem möglichst frühen Zeitpunkt um den 10. postoperativen Tag. Zu diesem Termin sind auch frühe sekundäre Nahtdehiszenzen am häufigsten (Heald u. Leicester 1981). Da es sich hierbei nicht um Notfall- sondern um Routineuntersuchungen handelt, ist eine terminliche Einpassung in den Routinebetrieb einer chirurgischen Röntgenabteilung erforderlich. Aus diesem Grund schwanken die Untersuchungszeitpunkte in Abhängigkeit von Wochenenden vom 8.–12. postoperativen Tag, was auf die Erfassung der Befunde aber nur untergeordneten Einfluß hat.

Sofern die Patienten es tolerieren und es klinisch zumutbar ist, sollten zur späteren Verlaufskontrolle reguläre Kolonkontrasteinläufe mit Bariumsulfatsuspension in zunächst 6monatigem, später 12monatigem Abstand erfolgen. Diese Untersuchungstermine sind nicht immer genau einzuhalten, da sie abhängig sind vom klinischen Verlauf: Komplikationen wie Leckagen bzw. Nahtinsuffizienzen verlangen häufigere und kurzfristigere Kontrollen als ein unauffälliger Verlauf.

Außerdem können invasive Untersuchungen nur mit Zustimmung des Patienten erfolgen; bei unkomplizierten Verläufen oder subjektiver Beschwerdefreiheit fehlt aber häufig die Patienteneinsicht in die Notwendigkeit der Überwachung besonders dann, wenn sie mit einem belastenden Procedere verbunden ist: Vorbereitung zur Darmreinigung, unangenehmer Untersuchungsablauf, Strahlenbelastung.

Dadurch ergibt sich, daß eine feste zeitliche Koordinierung der späteren Kontrolluntersuchungen häufig nicht möglich ist, das Konzept aus klinischen und patientenspezifischen Gründen nicht eingehalten werden kann, da besonders die Gesunden aus der Kontrollgruppe ausfallen und Nachuntersuchungen häufig nur bei klinischen Komplikationen oder primären klinischen oder röntgenologischen Auffälligkeiten vorliegen.

Die Zustimmungspflicht und die häufige Ablehnung der Kontrolluntersuchungen durch klinisch unauffällige Patienten begrenzt die statistische Auswertbarkeit jenseits des 12. postoperativen Tages. Es sind daher dann nur Einzelverläufe bzw. Trends in Verlaufsreihen zu zeigen, ohne daß hierbei eine statistische Aussage möglich wird.

Die röntgenologische Auswertung wurde abgeschlossen, nachdem der operative Teil der Studie seit einem Jahr beendet war. Sie umfaßt Beobachtungszeiträume der Anastomosenkonfiguration bis zu 35 Monaten post operationem.

3.7 Statistik

Die Untersuchung wurde als prospektive kontrollierte, randomisierte klinische Studie angelegt und durchgeführt. Da bei einer klinischen „Versuchsreihe" der Untersuchungsablauf, und das Patientenkollektiv nicht wie bei Experimenten exakt vor Beginn festgelegt werden können, sondern durch patientenbedingte Parameter beeinflußt werden, ist die Gefahr der Einflußnahme des Untersuchers, ob bewußt oder unbewußt, gewollt oder unbeabsichtigt, groß. Nur eine exakte Randomisierung läßt diese systematischen Fehlermöglichkeiten ausschließen. Außerdem müssen prognostische Faktoren möglichst gleichmäßig auf beide Gruppen verteilt sein (Barth 1978; Lorenz u. Rohde 1979).

Die durch Randomisierung vorgenommmene Gruppeneinteilung hat gegenüber anderen Zuteilungsverfahren, z.B. der alternierenden Reihe den Vorteil, daß der Operateur das beim nächsten Patienten anzuwendende operative Verfahren noch nicht kennt und nicht bei evtl. persönlicher Bevorzugung einer operativen Methode durch Einbeziehen oder Herauslassen eines Patienten den Studienablauf beeinflussen kann (Barth 1978).

Die Randomisierung wurde anhand einer zuvor erstellten Randomtabelle bei der Operation durch zu öffnende Tickets mit der Entscheidungsgabe in geschlossener Form vorgenommen, d.h. der Operateur kennt vor der Operation die anzuwendende Operationstechnik nicht.

Die bei der späteren Auswertung gewonnenen Patienten- oder Meßdaten wurden prozentual auf die jeweiligen Gruppen umgerechnet, die statistische Signifikanzberechnung erfolgte nach dem χ^2-Test (Sachs 1974). Wenn Datenreihen vorlagen, wurde die Auswertung nach dem Median-Quartil-System vorgenommen, die Signifikanzprüfung mit Hilfe des U-Tests von Wilcoxon, Mann und Whitney (Sachs 1974).

Beim Median-Quartil-System wird zunächst eine sog. Urliste erstellt, die die ermittelten Werte in Reihenfolge wiedergibt. Danach wird eine Rangliste aufgestellt, in der die Werte vom kleinsten zum größten hin geordnet werden, wodurch sich gleichzeitig die Spannweite der Serie als Differenz zwischen höchstem und niedrigstem Wert ergibt. Die Rangliste wird in Viertel eingeteilt. 1. und 3. Quartil sind damit ein Maß für die Streuung innerhalb des Untersuchungsgutes. Vorteil der Datenaufschlüsselung nach dem Median-Quartil-System ist die gute Übersicht über Streuung, Häufung und Extremwerte und die Unabhängigkeit von Ausreißern. Der rechnerische Aufwand ist relativ gering sowohl für das Median-Quartil-System wie für den Signifkanztest nach Wilcoxon, Mann und Whitney (Barth 1978).

4 Ergebnisse

4.1 Normalbefund einer Handnaht, Aussehen im Röntgenbild und Verlauf

Die Handnähte sind bei der 1. postoperativen Kontrolle meistens durch eine unregelmäßige, bogenförmige, breite Lumeneinengung zu erkennen (Abb. 1 a), manchmal ist die lumenwärtige Begrenzung auch doppelbogig, einer „3" bzw. einem Epsilon entsprechend. Der Anastomosendurchmesser liegt dabei unter dem der angrenzenden Kolonanteile. Sowohl die äußere Begrenzung wie auch die innere Schleimhautkonfiguration stellen sich verwaschen und wellig unregelmäßig dar, wobei an der Außenseite fast halbschattenähnliche Konfigurationen vorliegen können, die gelegentlich an das präoperative Bild von Karzinomen erinnern.

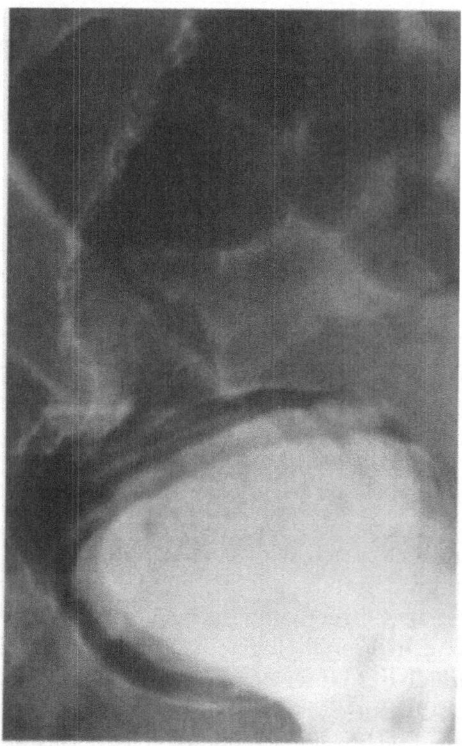
a

Abb. 1 a–e. Handnaht nach tiefer Rektumresektion, normaler Verlauf. **a** 1. postoperative Kontrolle am 9. Tag. Unregelmäßige, bogenförmige, breite Lumeneinengung. Erster schräger Durchmesser in Rückenlage; Periast RE. **b** 7 Monate später. $BaSO_4$-Doppelkontrastdarstellung. Bereits deutliche Glättung der Oberfläche, Lumeneinengung kurzstreckiger, weniger ausgeprägt. **c** 3. Kontrolle (12 Monate nach 1.). Weitere Glättung der Anastomosenkonfiguration *(Pfeil)*; Anastomosenweite unverändert. **d** 20 Monate nach 1. Kontrolle. Anastomosenweite unverändert, Oberfläche glatt. **e** 35 Monate nach 1. Kontrolle. Der Anastomosenaspekt ist gleich geblieben

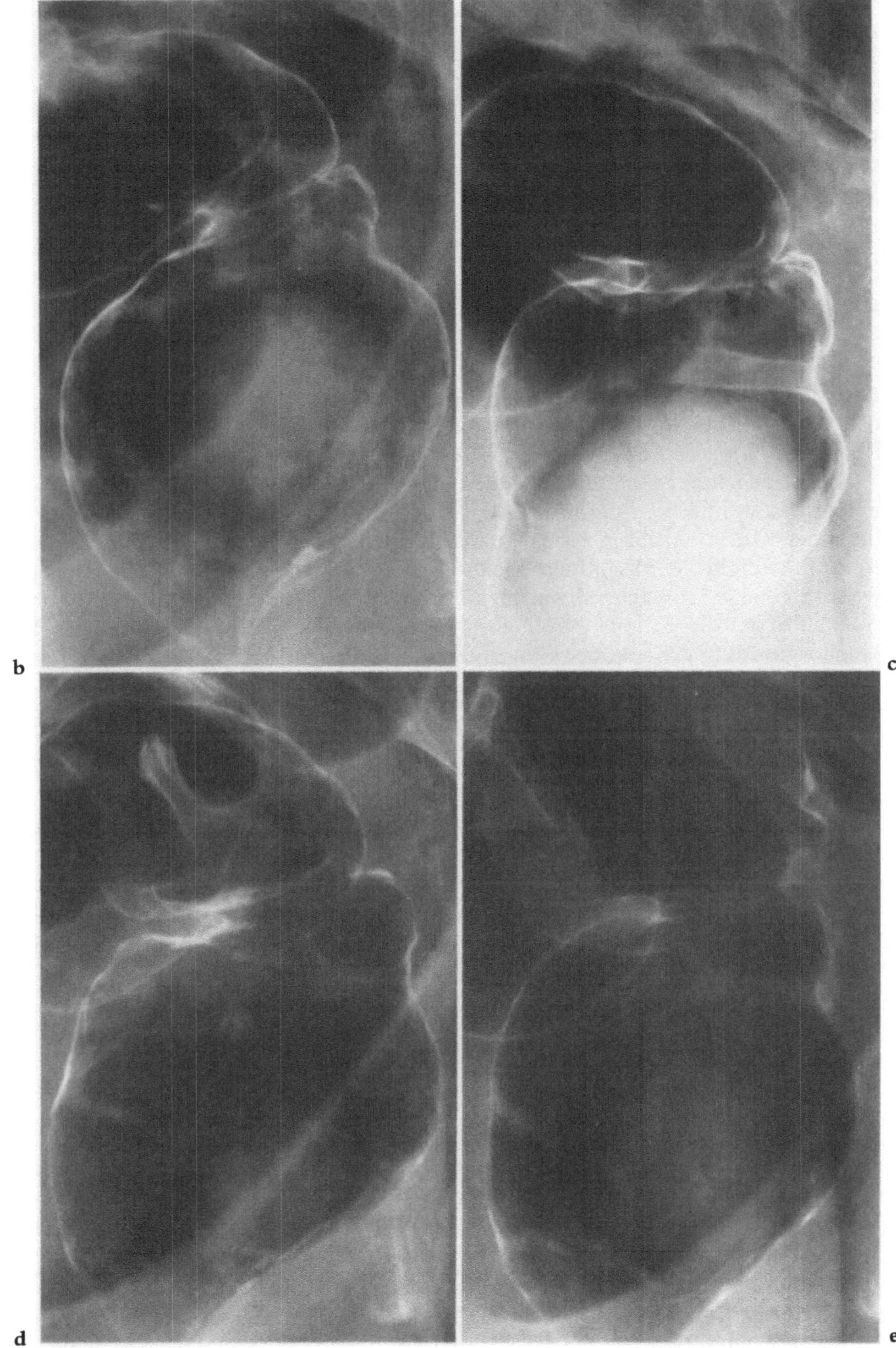

b
c
d
e

Im Verlauf wird die zunächst sehr breite Lumeneinengung in Abhängigkeit vom Intervall zur Operation zunehmend glatter, schmaler und zarter bis ein wenige Millimeter breiter, sauberer, lumenwärtig zirkulärer Wulst resultiert (Abb. 1 b–e).

Der Anastomosendurchmesser liegt bei 14 von 23 Fällen über 2 cm, in 9 Fällen unter 2 cm (s. „Stenosen", S. 58). In den meisten Fällen bleibt die Anastomosenweite gleich, ein Weiterwerden ist allerdings deutlich häufiger (6 Fälle; vgl. Abb. 2 a–c) als ein Engerwerden (2 Fälle).

In 9 Fällen liegen Leckagen vor (s. S. 58/59).

4.2 Normalbefund einer Maschinennaht, Aussehen im Röntgenbild und Verlauf

Die Anastomose bei Staplernähten ist gekennzeichnet vom Klammerring, der in den meisten Fällen im Röntgenbild einen Durchmesser von 4–5 cm aufweist. Der Ring ist im Gegensatz zu der unter „Material und Methoden" erläuterten, bei Maschinennähten chirurgisch resultierenden, doppelten, versetzten Nahtreihe röntgenologisch als einfache, ringförmige Anordnung von auf dem Rücken in B-Form liegenden Klammern abzugrenzen. In vielen Fällen ist bei der ersten postoperativen Kontrolle lediglich der Klammerring zu erkennen; die anastomosierte Schleimhaut weist so geringe Unregelmäßigkeiten auf, daß sie bei der durch die ungenügende Aufweitbarkeit des Kolons unmittelbar postoperativ bedingten leicht irregulären Wandbegrenzung sich von der Umgebung nicht abhebt (Abb. 3 a).

Bei voller Aufweitbarkeit bzw. bei den späteren postoperativen Kontrollen erkennt man einen zarten, schmalen, lumenwärts konvexbogigen, flachen, ringförmigen Überzug über der Klammerreihe (Abb. 3 b).

Der Klammerring ist bei der ersten postoperativen Kontrolle manchmal weiter als die umgebenden Kolonanteile. Die normalerweise postoperativ weiten Stapleranastomosen (s. S. 58) werden in 10 von 37 Fällen im Verlauf enger, wobei allerdings im Kontrollzeitraum keine Stenose (d. h. ein Durchmesser von unter 2 cm) resultiert (Abb. 4 a).

In 14 Fällen liegen Unregelmäßigkeiten des Klammerrings oder einzelner Klammern bei der ersten postoperativen Untersuchung oder im späteren Verlauf vor (s. „Klammerverhalten", S. 61, 62).

4.3 Anastomosenlokalisation im Röntgenbild, Vergleich mit intraoperativer Anastomosenhöhe (Tabelle 1 a, b)

Für das Gesamtkollektiv, das eine Streubreite der Anastomosenhöhe von 2,5–14 cm aufweist, liegt der Median bei 8 cm. Dies entspricht dem Medianwert der Maschinennähte Gruppe B. Bei Handnähten (Gruppe A) beträgt der Median 9 cm, bei den WD-Fällen liegt er deutlich unter dem Wert des Gesamtkollektivs bei 4,5 cm.

Die tiefste Anastomosenlokalisation weisen die Gruppen B mit 2,5 cm (vgl. Abb. 7) und WD mit ebenfalls 2,5 cm auf. Bei den Handnähten liegt die tiefste Anastomose bei 4,5 cm.

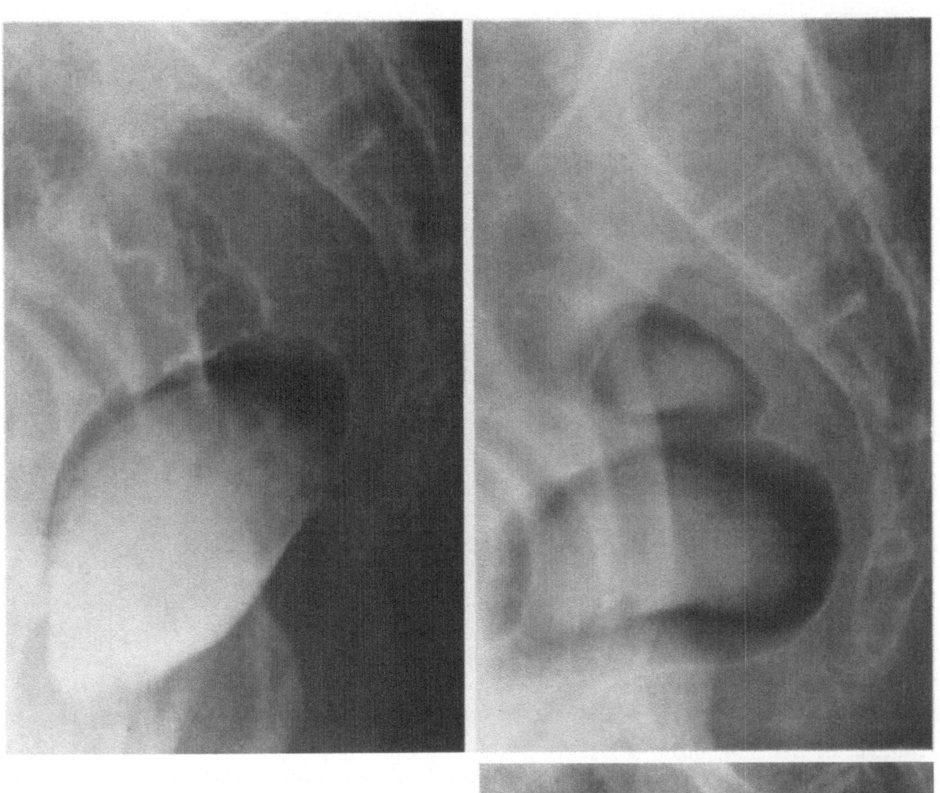

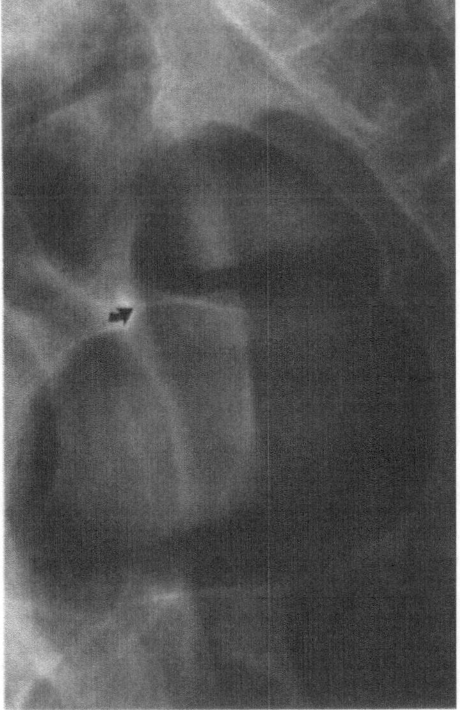

Abb. 2a–c. Handnaht nach tiefer Rektumresektion, Zunahme der Weite in Anastomosenhöhe innerhalb von 13 Monaten. **a** 1. postoperative Kontrolle. Grobe Wulstbildung in der Anastomose mit Übergang auf das benachbarte Sigma mit Vergröberung des Schleimhautfaltenreliefs. Deutlich verbreiterter Retrorektalraum. **b** 4 Monate später. Der Retrorektalraum wird etwas schmaler, die Anastomosenregion deutlich weiter. Nur noch schmaler Ring sichtbar. **c** 13 Monate später. Retrorektalraum noch etwas enger; gut an die Nachbarschaft angeglichene Weite der Anastomosenregion *(Pfeil)*

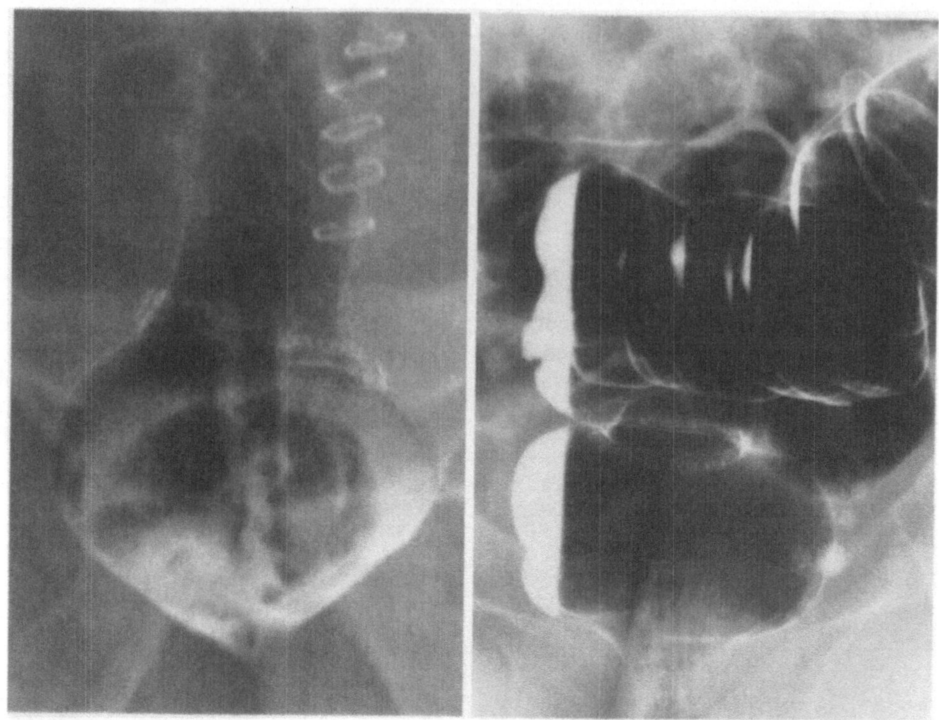

Abb. 3 a, b. Maschinennaht nach tiefer Rektumresektion, unkomplizierter Verlauf. **a** 1. postoperative Kontrolle nach Resektion in 3 cm Höhe. Klammerring sehr gut sichtbar, ebenso die geklammerte Bauchwandnaht; insbesondere gut erkennbar der einfache Klammerring mit auf dem Rücken liegenden B-Formen; Peritrast RE. **b** 3. postoperative Kontrolle 11 Monate später. Zarte Kontrastierung des leicht nach innen ragenden flachen Schleimhautüberzugs im Bereich der Klammerreihe

Tabelle 1. Anastomosenlokalisation

a *Röntgenologisch*

	Spannweite	Median [$\bar{x}$]	1. Quartil	3. Quartil
A	4,5–14	9	8	12,5
B	2,5–14	8	5,5	10,5
WD	2,5– 9	4,5	3,5	7
Gesamt	2,5–14	8	4,5	10

b *Intraoperativ*

	Spannweite	Median [$\bar{x}$]	1. Quartil	3. Quartil
A	4,5–12	7	6	9
B	3 –14	6	4,5	8,5
WD	3 – 7	5	3,5	5,5
Gesamt	3 –14	6	5	8,5

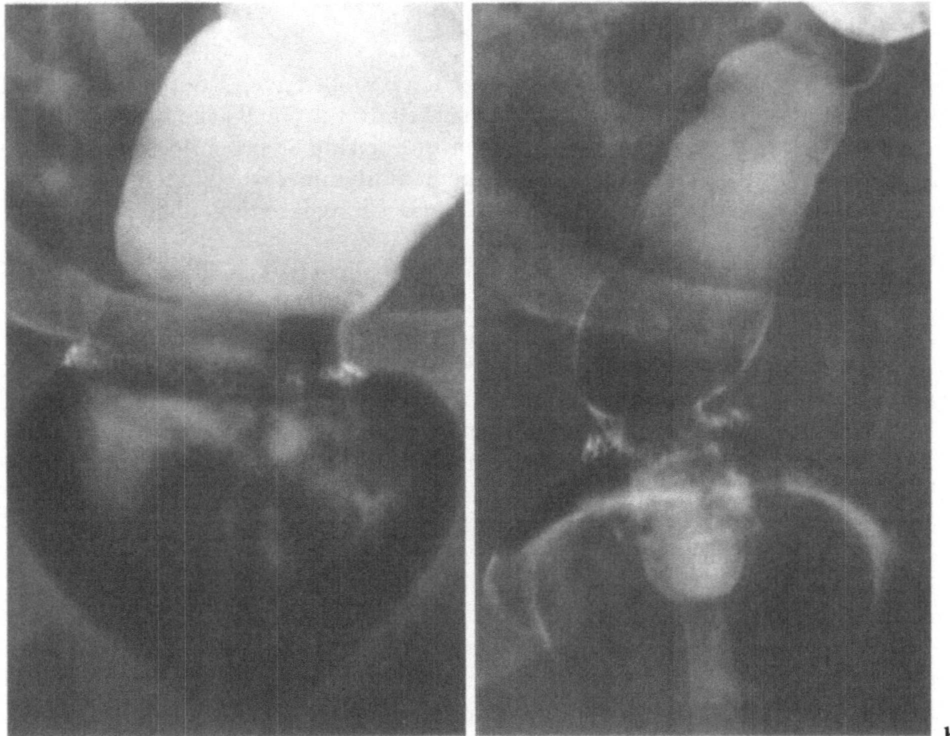

a b

Abb. 4 a, b. Maschinennaht, die im Verlauf von 8 Monaten zunehmend enger wird. **a** 1. postoperative Kontrolle mit Peritrast RE. Tiefe Rektumresektion in 4 cm Höhe. Deutlich sichtbarer Klammerring. **b** 3. postoperative Kontrolle 8 Monate später. Ausbildung einer ausgeprägten Stenose, die klinisch stumm war

Die kranialste Anastomosenhöhe beträgt bei Hand- und Maschinennähten jeweils 14 cm, bei der WD-Gruppe 9 cm. Demnach ist die Spannweite bei WD-Fällen mit 2,5–9 cm am kleinsten, bei Maschinennähten der Gruppe B mit 2,5–14 cm am größten, die Handnähte nehmen mit 4,5–14 cm eine Mittelstellung ein.

Bei der intraoperativen Anastomosenlokalisation liegen die Medianwerte für Maschinen- und Handnähte tiefer, Handnähte bei 7 cm, Maschinennähte Gruppe B bei 6 cm. Der Median der WD-Gruppe wird mit 5 cm gering höher als bei der röntgenologischen Messung bestimmt. Aber auch intraoperativ weisen die WD-Fälle die niedrigsten, die Handnähte die höchsten Anastomosenlokalisationen auf. Die Spannweite des Gesamtkollektivs liegt intraoperativ zwischen 3 und 14 cm. Der Median aller Fälle wird mit 6 cm ebenfalls etwas niedriger bestimmt als bei der röntgenologischen Messung.

4.4 **Stenosen** (Tabelle 2)

In 10 von 60 Fällen (16,7%) sind bei der ersten postoperativen Kontrolle Stenosen, d. h. Anastomosendurchmesser unter 2 cm erkennbar, davon 9 Fälle aus der Gruppe der Handnähte, wobei diese sich aufteilen in 8 leichte Stenosen (d. h. Anastomosendurchmesser 1–2 cm) und eine schwere Stenose mit einem Lumen unter 1 cm. Die Gruppe der geplanten Maschinennähte B ist stenosenfrei, die Gruppe WD weist eine leichte Stenose (1–2 cm) auf.

Bei der statistischen Signifikanzprüfung besteht bei den Gesamtstenosen keine Signifikanz zwischen den Maschinennähten der Gruppen B und WD. Eine sehr hohe statistische Sicherheit (0,1%-Niveau) liegt vor bei Gegenüberstellung der Handnähte zu den Maschinennähten der Gruppe B, eine Signifikanz auf dem 5%-Niveau bei Vergleich der Handnähte zu WD-Fällen.

Da insgesamt nur eine schwere Stenose postoperativ zu erkennen war, und zwar bei einer Handnaht, besteht keine statistische Signifikanz bei Gegenüberstellung der verschiedenen Gruppen bei ausschließlicher Wertung der ausgeprägten Stenosen.

4.5 **Leckagen** (Tabelle 3)

Größe

In 19 von 60 Fällen (31,7%) sind bei der ersten postoperativen Kontrolle Leckagen erkennbar; in der Gruppe der Handnähte (Abb. 5 a, b) insgesamt 9 Kontrastmittelaustritte, davon 5 große, breite Leckagen und 4 kleine, filiforme. In Gruppe B liegen 3 Nahtinsuffizienzen vor mit 2 großen und einem filiformen KM-Austritt (Abb. 6 a, b). Bei der WD-Gruppe sind insgesamt 7 Fisteln erkennbar, davon 4 große und 3 kleine.

Bei der statistischen Signifikanzprüfung ergibt sich für die Gesamtleckagen eine Irrtumswahrscheinlichkeit von 5% bei Gegenüberstellung der Gruppen A und B, zwischen Gruppe B und den WD-Fällen keine statistische Signifikanz. Eine hohe statistische Sicherheit auf 1%-Niveau besteht zwischen den Staplernähten der Gruppen B und WD. Werden ausschließlich große Leckagen gewertet, wobei die

Tabelle 2. Röntgenologisch nachweisbare Stenosen, 8.–12. Tag

		Ø 1 cm (schwer)	Ø 1–2 cm (leicht)	Ø ≦ 2 cm (gesamt)	Ø > 2 cm (keine)
A	(n = 23)	1 (4,3%)	8 (34,8%)	9 (39,1%)	14 (60,9%)
B	(n = 24)	0	0	0	24 (100%)
WD	(n = 13)	0	1 (7,7%)	1 (7,7%)	12 (92,3%)
Gesamt	(n = 60)	1 (1,7%)	9 (15%)	10 (16,7%)	50 (83,3%)

Signifikanz (Vierfelder-χ^2-Test):
Gesamt A : B, p = 0,001 (0,1%-Niveau),
A : WD, p = 0,05 (5%-Niveau),
B : WD, n. s.

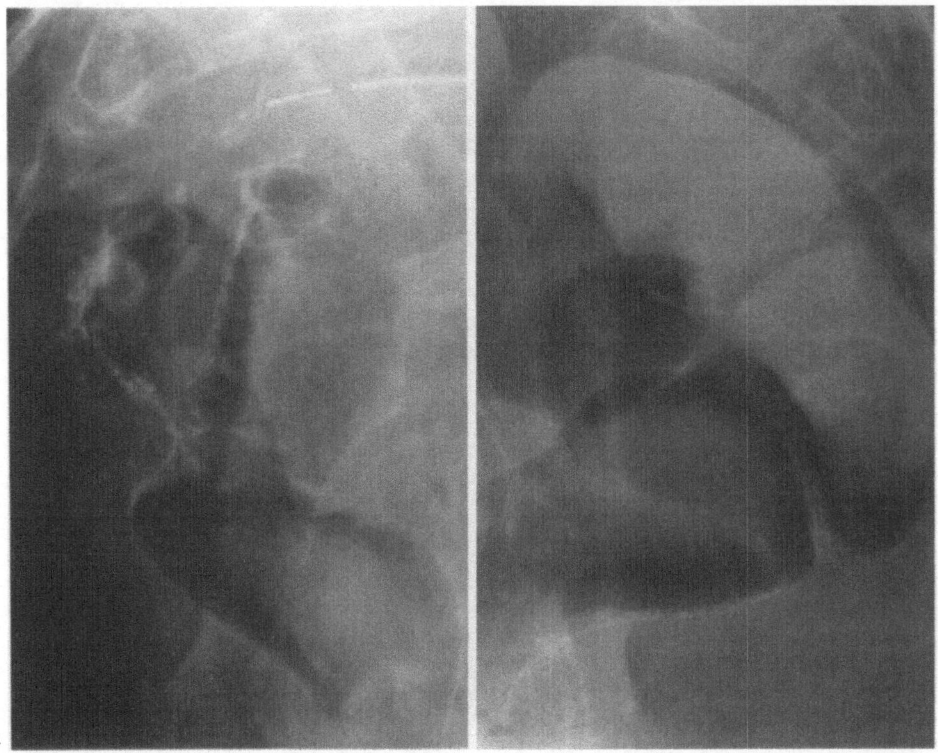

Abb. 5 a, b. Handnaht mit großer dorsaler Leckage nach tiefer Resektion. **a** 2. Kontrolle (4 Wochen nach Operation). Noch langstreckige Engstellung im Anastomosenbereich mit unregelmäßiger Begrenzung und großer dorsaler Leckage. Eine Drainage liegt im deutlich verbreiterten Retrorektalraum; Peritrast RE. **b** 24 Monate nach Operation saubere, glatte Innenkonturen; die frühere Anastomosendehiszenz ist nicht mehr wahrnehmbar. Bemerkenswert der Umstand, daß der Retrorektalraum wieder völlig normal eng ist (durch narbige Schrumpfung und Fibrose?)

Tabelle 3. Röntgenologisch nachweisbare Leckagen, 8.–12. Tag

		Groß, gut erkennbar	Klein, filiform	Gesamt
A	(n = 23)	5 (21,7%)	4 (17,4%)	9 (39,1%)
B	(n = 24)	2 (8,3%)	1 (4,2%)	3 (12,5%)
WD	(n = 13)	4 (30,8%)	3 (23,1%)	7 (53,8%)
Gesamt	(n = 60)	11 (18,3%)	8 (13,3%)	19 (31,7%)

Signifikanz (Vierfelder-χ^2-Test):
Gesamt A : B, p = 0,05,
A : WD, n. s.,
B : WD, p = 0,01

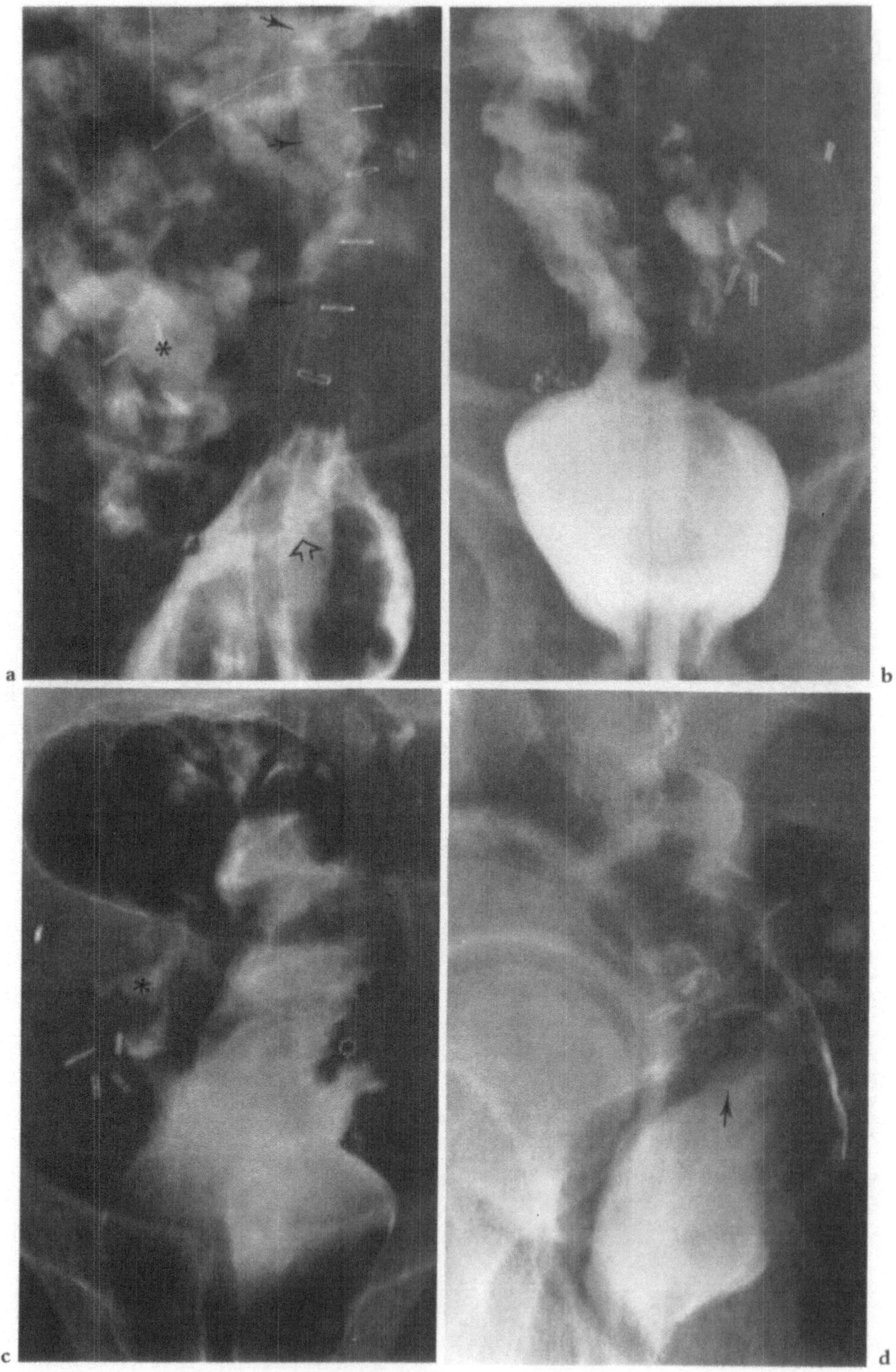

a
b
c
d

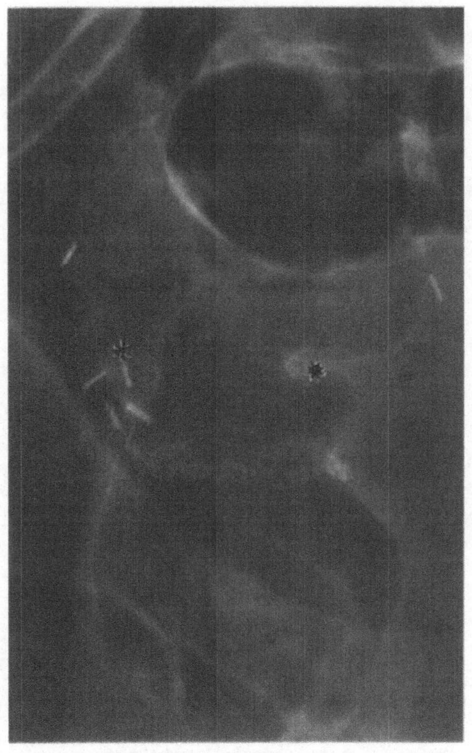

e

Abb. 6 a–e. Maschinennaht mit ausgeprägter Leckage nach tiefer Resektion. **a** 1. postoperative Kontrolle mit Peritrast RE. Massive KM-Austritte nach kraniolateral; originärer Kolonverlauf nur mit Mühe zu erkennen *(Pfeile)*. Gefäßklipps (✲); Anastomose (△). Aufnahme in Bauchlage. **b** Rückenlage. 5. postoperative Kontrolle (6 Monate nach 1. Kontrolle) mit Peritrast RE. KM-Austritte deutlich geringer ausgeprägt; dislozierte Klammern, gesprengter Klammerring. **c** Bauchlage. Nach weiteren 5 Monaten (11 Monate nach Operation) deutlichere Schrumpfung der Abszeßhöhle. KM-Austritt etwas oral des Klammerringes (✲). Dislozierte Klammer (★). **d** Seitaufnahme (derselbe Zeitpunkt wie bei **c**). Sehr weiter Retrorektalraum. Die Abszeßhöhle liegt dorsolateral. *Pfeil:* Klammerring. **e** 7. Kontrolle (9 Monate nach Operation). Bis auf eine kleine Fistel paraluminär (✲) nahezu regelgerechter Befund; weite Anastomose. Eine dislozierte Klammer (★) paraluminär

filiformen KM-Austritte zur Verdeutlichung als fistelfreie Fälle gezählt werden, liegt zwischen den verschiedenen Operationsgruppen keine statistische Signifikanz vor.

Lokalisation

Die Leckagen sind vorwiegend nach dorsal gerichtet, lediglich in 4 von 19 Fällen fehlt ein dorsaler Kontrastmittelaustritt. Dabei handelt es sich um 2 Handnähte, eine Maschinennaht (Gruppe B) und einen WD-Fall.

In 8 Fällen sind seitliche Leckagen zusätzlich zu dorsalem KM-Austritt vorhanden (Abb. 6c–e und Abb. 7), in 4 Fällen liegt ein alleiniger Austritt von Kontrastmittel nach lateral beidseits vor. Nach ventral ziehende Fisteln sind immer nur filiform und lediglich in 3 Fällen erkennbar.

4.6 Klammerverhalten

In 14 von 37 Staplernähten sind Änderungen an den Klammern oder am Klammerring erkennbar. Davon ist in 7 Fällen der Klammerring geöffnet bzw. gesprengt (Abb. 8), teilweise mit Verlust von Klammern. In den restlichen 7 Fällen haben einzelne oder mehrere Klammern ihre B-Form geändert, sind geöffnet (Abb. 9), oder

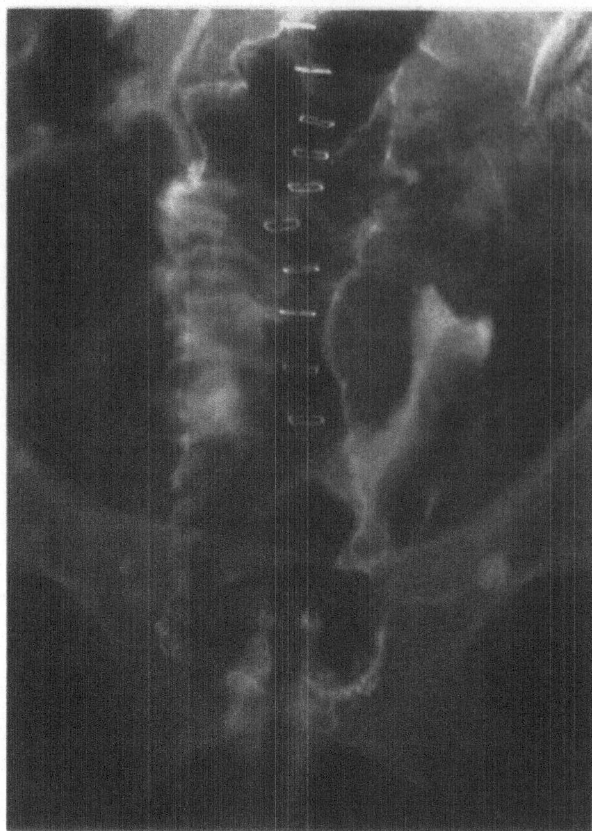

Abb. 7. Maschinennaht mit breiter (länglicher) KM-Ansammlung dorsolateral, die unmittelbar oral von der sehr tiefen, in 2,5 cm Höhe gelegenen Anastomose ausgeht

die Anzahl der Klammern hat sich vermindert, d.h. einige Klammern haben sich gelöst und sind abgegangen oder haben beim Nahtvorgang nicht gegriffen und liegen disloziert.

4.7 Retrorektalraum

Der Retrorektalraum ist postoperativ immer erweitert (Abb. 2, 6 und 11). Eine Verschmälerung auf Normwerte unter 1,5 cm (Abb. 10) ist auch in den späteren Verlaufskontrollen nur extrem selten erkennbar, wobei sich allerdings der längste Kontrollzeitraum auf 35 Monate beschränkt. Innerhalb dieses Zeitraumes kann demnach die Weite des Retrorektalraumes im Gegensatz zur präoperativen Situation nicht als Hinweis auf eine postoperative Komplikation dienen oder als Zeichen für ein Rezidiv, soweit die Grunderkrankung ein Karzinom war (Abb. 12).

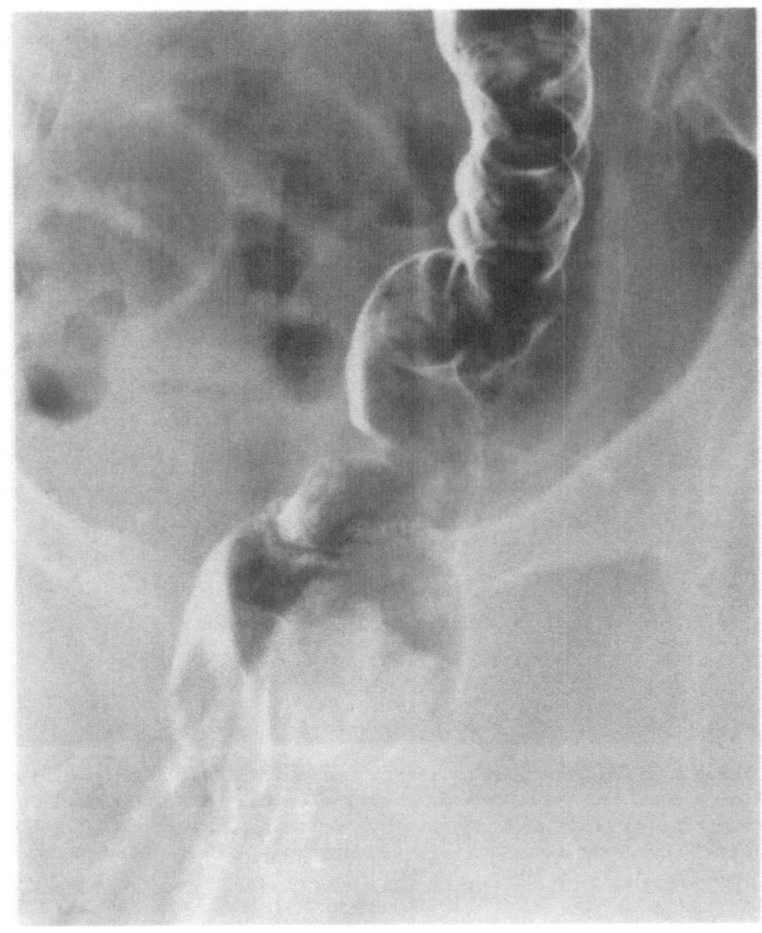

Abb. 8. Maschinennaht mit gerissenem Klammerring. 3. Kontrolle (15 Monate nach Operation). Anastomose intakt, kein Nachweis von KM-Austritten

5 Antworten auf die Studienfragen

1) Regelmäßige Kolonkontrasteinläufe in Welin-Technik in bestimmten Intervallen erlauben eine fortlaufende postoperative Überwachung und Beurteilung der Rektumanastomosen. Sie sind erstmalig zwischen dem 8. und 12. postoperativen Tag sinnvoll und durchführbar und erlauben Aussagen über Höhe, Form und Durchmesser der Anastomosen sowie über Anastomosenkomplikationen.
2) Für die frühen postoperativen Anastomosenkontrollen sind resorbierbare, wasserlösliche Kontrastmittel zu verwenden. Die Bildqualität ist voll ausreichend, Komplikationen treten bei Verwendung von Peritrast RE nicht auf.

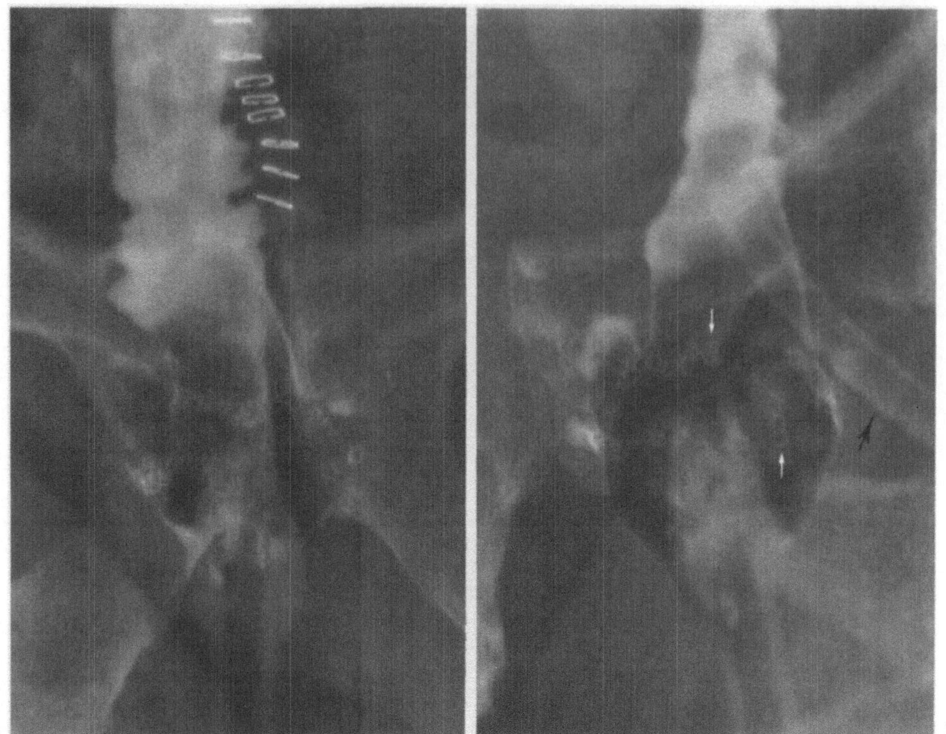

Abb. 9 a, b. Maschinennaht nach tiefer Rektumresektion in 3 cm Höhe, gerissener Klammerring; 1. postoperative Kontrolle mit Peritrast RE. **a** Zur besseren Darstellung des Klammerrings wurde das Einmalrektalrohr etwas in den Analkanal zurückgezogen. **b** Zweiter schräger Durchmesser. Dislozierte Klammern (↑↓); Zieldrainage (↗). Keine KM-Austritte; Anastomose suffizient

Bariumsulfathaltige Kontrastmittel sind für spätere Kontrollen wegen der besseren Kontrastierung einzusetzen und nur bei ausgedehnten Leckagen mit geringer Rückbildungstendenz durch resorbierbare Kontrastmittel zu ersetzen.

3) Statistisch signifikante Aussagen sind über das Vorliegen von Leckagen sowie die Entwicklung von Stenosen möglich. Statistisch absicherbar sind die Untersuchungsergebnisse, die bei der ersten postoperativen Kontrolle erfaßt werden können. Alle späteren Untersuchungsergebnisse zeigen lediglich Trends auf, bedingt durch die Problematik einer klinischen Studie. Die Ursachen liegen in der nicht exakten Einhaltung der späteren Nachuntersuchungstermine aufgrund unterschiedlicher postoperativer Verläufe, wegen der Einstellung der Patienten und der unterschiedlichen postoperativen Betreuungsumgebung.
4) Die röntgenometrische Dokumentation der Anastomosenhöhe erfolgt bei gerader Messung mit einem Zentimetermaß, bei gekrümmter Messung mit einem Bindfaden, wobei die Distanz vom Sphincter ani internus in Bildzentimetern festgehalten wird.
5) Bei 16,7% (10 von 60) der Fälle sind primäre Stenosen (Durchmesser unter 2 cm) erkennbar; 9 röntgenologisch nachweisbaren Stenosen bei Handnähten

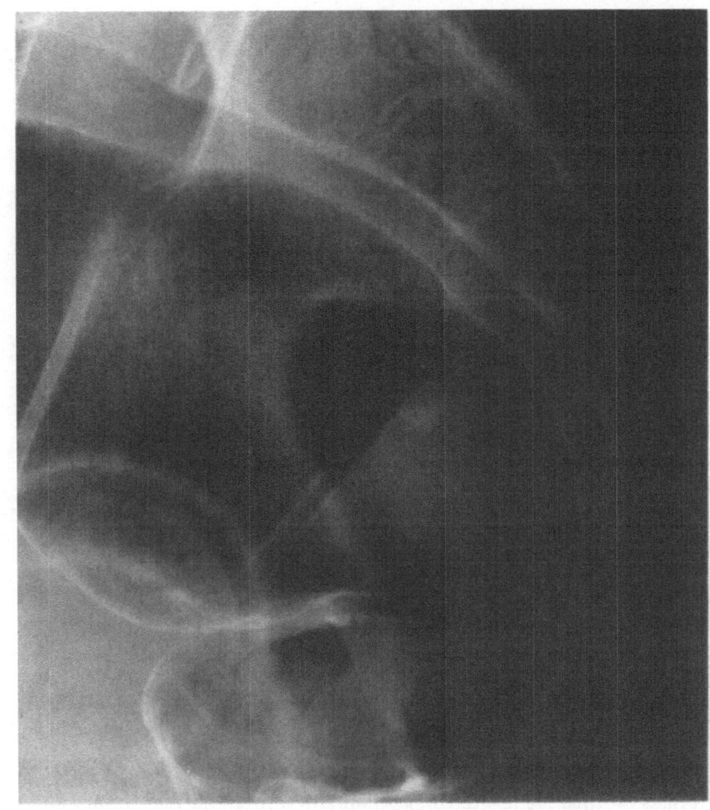

Abb. 10. Retrorektalraum, seitliche Einstellung, $BaSO_4$. Weite unter 1 cm in Höhe des mittleren Os-sacrum-Drittels

(A) stehen null bei geplanten Staplernähten (B) und einem Fall aus der WD-Gruppe gegenüber.
Sekundäre, erst im späteren postoperativen Verlauf entstandene Stenosen werden nicht beobachtet. Die postoperativ meistens sehr weiten Maschinennähte werden zwar häufiger im Verlauf geringgradig enger (27% [10/37], Gruppen B und WD zusammen), ein resultierendes Lumen unter 2 cm bei primär weiterer Anastomose ist aber nicht festzustellen. Dies gilt sowohl für Maschinen- wie für Handnähte. Primär enge handgenähte Anastomosen werden im weiteren Verlauf weiter.

6) Der Großteil der Leckagen ist in der Gruppe der WD-Fälle zu finden, die geringste Anzahl bei den geplanten Maschinennähten (B). Ein statistisch signifikanter Unterschied der Häufigkeit von Leckagen bei handgenähten Anastomosen und der Gruppe der WD-Fälle besteht nicht. Statistisch signifikante Unterschiede bestehen diesbezüglich zwischen den vorher geplanten Staplernähten (Gruppe B) und den Handnähten, eine noch höhere statistisch gesicherte Diskrepanz besteht zwischen den Gruppen der geplanten Maschinennähte (B) und den aus Kontinuitätsgründen erforderlichen Stapleranastomosen (WD).

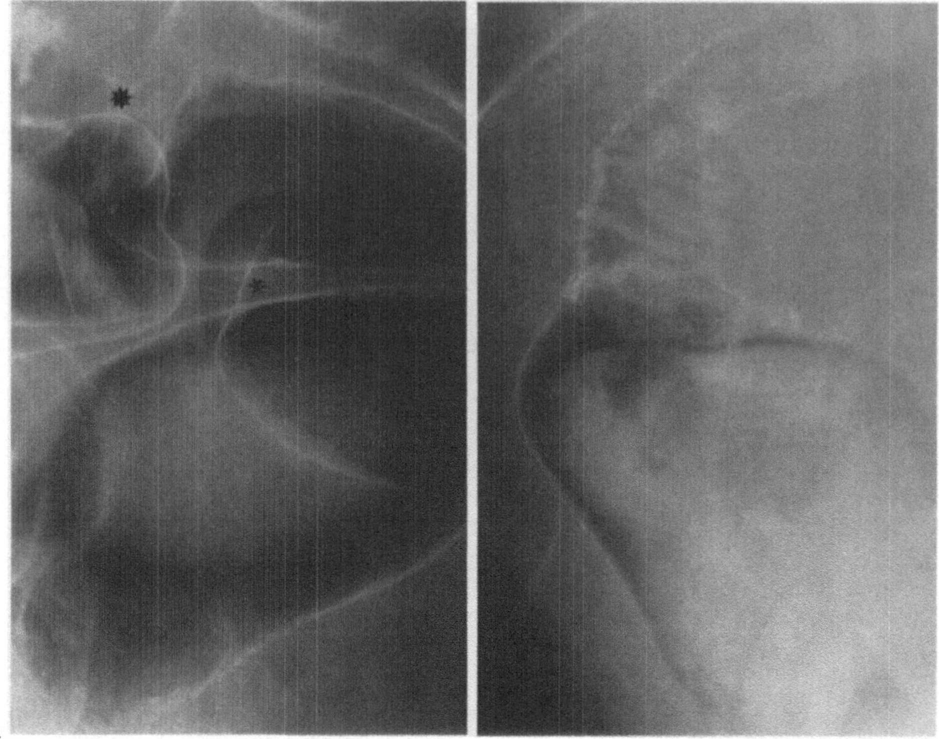

Abb. 11 a, b. Retrorektalraum prä- und postoperativ nach tiefer Rektumresektion wegen Karzinom. **a** Normal weiter Retrorektalraum im mittleren Os-sacrum-Bereich. Kohlrausch-Falte (✻); exzentrisch wachsendes Rektosigmoidkarzinom mit Infiltration der Umgebung in Höhe des Promontoriums (★). Rechtsseitlage. **b** Linksseitlage (postoperativ). Deutliche Verbreiterung des Retrorektalraums; intakter Klammerring; suffiziente Anastomose

Leckagenrichtung: Meist dorsal, weniger häufig dorsolateral, extrem selten ventral.

7) In der Regel treten weder am Klammerring noch an einzelnen Klammern Veränderungen auf. In etwa 20% der Fälle kommt es zur Dislokation, zu Formänderungen einzelner Klammern sowie zu Dehiszenzen des Klammerrings.
8) Der Retrorektalraum mit einer Weite von maximal bis zu 1,5 cm präoperativ ist in der Regel postoperativ deutlich weiter. Nur extrem selten kommt es zu einer Einengung desselben, vermutlich durch Bindegewebs- und Narbenbildung. Damit ist die Weite des Retrorektalraums ein unzuverlässiges Bewertungskriterium bei Verlaufsbeurteilungen.
9) Handnahtanastomosen stellen sich unmittelbar postoperativ unregelmäßig begrenzt, relativ breit, mit wulstiger Lumeneinengung dar. Im späteren Verlauf kommt es zu einer Glättung der Oberfläche, zu besserer Abgrenzbarkeit sowie zu einer Verschmälerung des lumenwärtigen Anastomosenwulstes. Das Lumen wird an dieser Stelle auch weiter. Das Auftreten einer Stenose mit Lumendurchmesser unterhalb von 1 cm in der ersten postoperativen Kontrolle ist

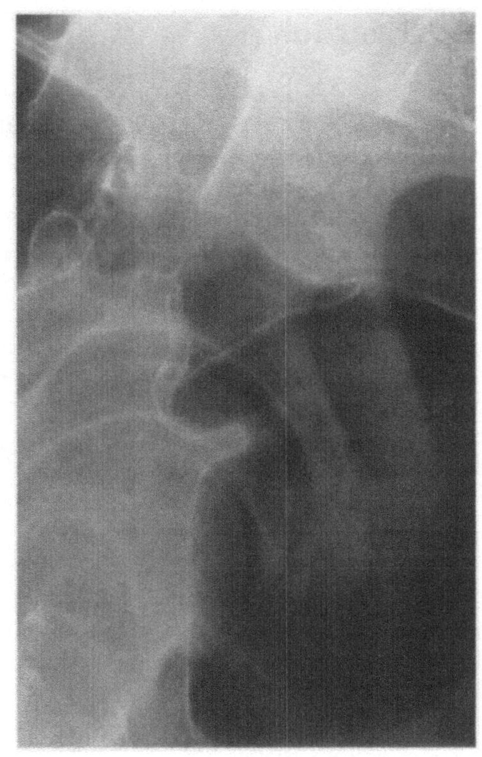

Abb. 12. Erheblich verbreiterter Retrorektalraum präoperativ bei zirkulär gewachsenem Rektosigmoidkarzinom

selten (1/23). Bei späteren Kontrollen bleiben die Anastomosenweiten meistens gleich (bei ca. 65%), in ca. 26% der Fälle werden die Lumina in Anastomosenhöhe weiter.

10) Staplernähte sind unmittelbar postoperativ relativ weit mit sauberer lumenwärtiger Begrenzung und unauffälligem Klammerring, der seinen Aspekt in der Regel im späteren Verlauf nicht ändert. Bei ca. 38% der Fälle treten Veränderungen an einzelnen Klammern oder am Klammerring auf, bei ca. 27% kommt es zu einer Abnahme der Lumenweite im Anastomosengebiet, ohne daß sich klinisch relevante Stenosen entwickeln.

11) Staplernähte sind im Gegensatz zu Handnähten bereits unmittelbar postoperativ durch einen zarten Anastomosenwulst mit glatter Begrenzung gekennzeichnet, Handnähte hingegen sind relativ breit und unregelmäßig begrenzt. Die Lumina der Staplernähte sind primär weiter. Handnähte sind primär enger, weisen aber keine klinisch relevanten Stenosen auf. Während bei Staplernähten eine geringgradige Abnahme des Anastomosendurchmessers zu beobachten ist, werden Handnähte im Verlauf eher weiter.
Leckagen treten bei Handnähten signifikant häufiger auf als bei vergleichbaren Maschinennähten. Die operationstechnisch schwierigeren WD-Fälle zeigen allerdings die höchste Leckagenhäufigkeit. Es besteht ein hochsignifikanter statistischer Unterschied zu geplanten Staplernähten (B).

6 Diskussion

Systematische röntgenologische Beschreibungen von End-zu-End-Anastomosen im Kolon nach Handnähten sind von wenigen Autoren (Cronquist 1957; Fischer 1973; Fleischner u. Berenberg 1956; Sharpe u. Golden 1950) gegeben worden, wobei sich eine weitgehende Übereinstimmung mit unseren Ergebnissen zeigt. Primär ist die Anastomose durch einen unregelmäßigen, breiten Wulst gekennzeichnet mit daraus resultierender deutlicher Lumeneinengung. Sharpe u. Golden (1950) unterscheiden zwischen kurzstreckigen Einengungen unter 1 cm, die überwiegend zu finden sind, und längerstreckigen Lumenverschmälerungen, die wohl spastischen Reaktionen (Fischer E. 1973) der angrenzenden Kolonanteile entsprechen dürften.

Diese korrelieren mit einer doppelbogigen Lumenbegrenzung bei einigen Fällen in unserer Studie.

Auch die Abnahme der Anastomosenbreite und die Glättung der Konturen im weiteren postoperativen Verlauf stehen im Einklang mit den Erfahrungen der oben genannten Untersucher. E. Fischer (1973) leitet daraus ab, daß eine postoperative Röntgenkontrolle nicht vor Ablauf von 3 Monaten erfolgen soll. Nach seiner Ansicht liegt zu einem früheren Zeitpunkt noch nicht das definitive Bild der Anastomose vor, woraus folge, daß eine Stellungnahme zur Frage lokaler Rezidive vorher nicht möglich sei.

Die Röntgenmorphologie von Maschinennähten bei End-zu-End-Anastomosen des Kolons ist bei Poser u. Thiede (1982) für den unmittelbar postoperativen Zeitraum zwischen dem 9. und 11. postoperativen Tag beschrieben worden. Auch dort werden der zarte, flache zirkuläre Wulst der Schleimhaut und die Weite der Anastomose hervorgehoben. Die bereits unmittelbar postoperativ sehr zarte, saubere Anastomosenkonfiguration bei Maschinennähten läßt den Schluß zu, daß die Gewebetraumatisierung durch Staplernähte deutlich geringer ist als bei Handnähten.

Über Aussehen und Verlauf von Maschinennahtanastomosen im späteren postoperativen Zeitraum liegen noch keine systematischen Befundbeschreibungen vor.

Der operativ als doppelte versetzte Nahtreihe applizierte Klammerring stellt sich im Röntgenbild bemerkenswerterweise lediglich als einfache, ringförmige Kette B-förmiger Klammern dar, mit einem Durchmesser von meist 4–5 Bildzentimetern, der auch im weiteren Verlauf in der Regel erhalten bleibt. In 27% (10 von 37) der Fälle wird der Klammerring im späteren Verlauf geringfügig enger. Es kommt hierbei jedoch nicht zur Entwicklung von Stenosen unter 2 cm Durchmesser. Sekundäre, narbig bedingte, auf die Metallklammern zurückzuführende Stenosen bleiben also in den Kollektiven der Gruppen B (geplante Staplernähte) und WD (nur mit Stapler kontinenzerhaltend resezierbar) aus. Bei 62% (23 von 37) der Fälle liegen Klammerring und Einzelklammern regelrecht konfiguriert vor; bei 19% (7 von 37) ist der Klammerring geöffnet bzw. gerissen; bei weiteren 19% finden sich Verformungen an Einzelklammern oder ein Verlust von einzelnen Klammern, die offensichtlich während des intraoperativen Nahtvorganges offen geblieben sind und abgehen.

Stenosen im Anastomosenbereich nach Rektumresektionen sind in erster Linie röntgenologische Befunde, die lediglich deskriptiv erfaßt werden. Sie haben meist keine klinische Relevanz, da eine Stenosesymptomatik nicht vorliegt, abgesehen von einem verzögerten Spontanverschluß der Zökalfistel in der Handnahtgruppe der kontrollierten Studie (Schubert 1984). Thiede et al. (1981) berichten in einer der hier vorliegenden Untersuchung vorausgegangenen prospektiven Studie an 91 Patienten über 11% röntgenologische Stenosen, aber nur einen klinisch relevanten Fall. Hier war eine Dehnung in Narkose als Therapie ausreichend, und Bockelmann (1982) gibt an, daß bei 14,6% röntgenologisch nachgewiesenen Stenosen nur 2,6% klinisch bemerkbar waren. Hamelmann et al. (1982) beschreiben 4% klinische bei 17% röntgenologisch erkennbaren Stenosen. Diese 3 Arbeiten (Bockelmann 1982; Hamelmann et al. 1982; Thiede et al. 1982) berichten über Staplernähte aus prospektiven Studien. In der vorliegenden Studie zeigt lediglich eine Maschinennaht, und zwar aus der operationstechnisch schwierigen WD-Gruppe, eine Stenose (2,7%). Besonders bemerkenswert ist, daß in der Gruppe der geplanten Staplernähte (B) Stenosen fehlen. Die Gruppe der Handnähte zeigt dagegen mit statitisch hoher Signifikanz häufiger echte und relative Stenosen, nämlich in 39% der Fälle. Wir deuten diesen Unterschied als Hinweis auf die stärkere Gewebstraumatisierung bei Handnähten. Die Tatsache, daß Handnahtanastomosen im späteren Verlauf oft weiter werden, führte E. Fischer (1973) auf postoperative zusätzliche Spasmen im Anastomosenbereich zurück, die sich erst nach längerem Intervall zurückbilden. Nach Thiede's Ansicht ist die Ursache aber eher in einer abnehmenden Rigidität bzw. einer Resorption des Nahtmaterials zu sehen.

Primäre röntgenologisch nachweisbare Stenosen bei Maschinennähten können durch die Wahl eines zu kleinen Magazinkopfes bedingt sein (Thiede et al. 1981). Smith (1981) gibt keine eindeutigen Ursachen für Stenosen nach Stapleranastomosen an und diskutiert als Grund hierfür Ischämien.

Das fehlende Auftreten von sekundären Stenosen im späteren Verlauf nach Maschinennähten entspricht den bereits bei einer anderen Studie (Thiede et al. 1981) gefundenen Ergebnissen. Die Autoren weisen darauf hin, daß befürchtete Reaktionen auf die Metallimplantate, wie Schrumpfungen und Stenoseentwicklungen, offensichtlich weitgehend ausbleiben.

Primäre, d. h. intraoperative Nahtdehiszenzen werden durch transanale Flüssigkeitsinstillation nachgewiesen (Fasching u. Moritz 1980) und sofort geschlossen, so daß am Ende der Operation 100%ig suffiziente Anastomosen vorliegen.

Bei den sekundären, postoperativen Nahtinsuffizienzen besteht ein Zusammenhang zwischen dem Zeitpunkt des Auftretens und der Ursache (Smith 1981): Frühe sekundäre Insuffizienzen um den 8.–10. postoperativen Tag werden als Zeichen mangelnder Durchblutung angesehen, späte sekundäre Dehiszenzen treten in der 3.–4. Woche nach der Operation auf und werden als Abszeßfolgen aufgefaßt. Nach Heald u. Leicester (1981) sind die meisten Nahtinsuffizienzen am 10. postoperativen Tag festzustellen und dürften damit durchblutungsbedingt sein.

Wie bei Stenosen sind auch bei Leckagen häufig nur röntgenologische Nachweise möglich, da sie in vielen Fällen klinisch keine Symptome verursachen (Sharefkin et al. 1978). Bockelmann (1982) gibt bei 20 röntgenologisch sichtbaren Leckagen nur in 6 Fällen eine klinische Symptomatik an. Hulten (1982) berichtet über 33% Dehiszenzen mit nur 15% klinischer Relevanz. Hamelmann et al. (1982) finden unter 15 Fällen nachgewiesener Leckagen nur 6 mit klinischen Insuffizienzzeichen. Bei Heald u. Leicester (1981) werden zusätzlich zu 13 Fällen mit Dehiszenzen 4 nur röntgenologisch nachweisbare Nahtinsuffizienzen in einem Kollektiv von 100 Patienten erwähnt. Thiede et al. (1981) beschreiben in ihrem Patientengut 18% röntgenologisch erkennbare Leckagen, von denen nur 7% ensprechende klinische Symptome aufweisen.

Nach Thiede et al. (1982) ist die Rate der Dehiszenzen kein ausschließliches Maß für die Qualität des Chirurgen, sondern des Röntgenologen und seiner Untersuchungstechnik. So ergab die primäre Beurteilung der Leckagenhäufigkeit bei den 60 Patienten der vorliegenden Studie im röntgenologisch-klinischen Routinebetrieb eine Insuffizienzrate von 18,4% (11 Fälle), wovon nur 4 Fälle (6,6%) klinisch in Erscheinung traten (Schubert 1984). Bei gezielter nachträglicher röntgenologischer Analyse des identischen Patientengutes ließen sich zusätzlich zu den primär erkennbaren Leckagen noch filiforme Kontrastmittelaustritte nachweisen, woraus bei insgesamt 31,7% (19 Fällen) Insuffizienzen resultierten. Thiede u. Hamelmann (1983) weisen deshalb zur Qualitätskontrolle von Studien auf 4 Punkte hin:

1) Eine nachträgliche Qualitätskontrolle von Studiendaten und Ergebnissen ist bei einem Teil der Studienergebnisse nicht nur sinnvoll, sondern aus Objektivitätsgründen sogar erforderlich.
2) Es eignen sich nur solche Daten, von denen unveränderliche Dokumente vorliegen, in deren Bewertungsergebnis aber persönliche Erfahrung und Subjektivität eingehen, z. B. histologische und radiologische Bewertungen.
3) Solche Kontrollen sind nur unter enger Verwendung von Standardrichtlinien von einem besonders erfahrenen, auf die Fragestellung spezialisierten Facharzt durchzuführen.
4) Die Studienaussage kann sich durch solche Kontrollen zur Objektivierung der Befunde ändern, und es können sich auch veränderte klinische Konsequenzen für das Gesamtkollektiv, aber auch für den Einzelfall ergeben, z. B. Prognose bei Karzinompatienten und Intensität der Nachsorge.

Bockelmann (1982), Goligher (1982), Hamelmann et al. (1982), Heald u. Leicester (1981), Thiede et al. (1981) zeigen, daß die Leckagenhäufigkeit um so höher ist, je tiefer die Anastomose liegt. Goligher (1982) fand retrospektiv bei Handnähten aus dem Zeitraum von 1973–1976 in 48 von 135 Fällen, bei Stapleranastomosen aus den Jahren 1976–1979 in 12 von 101 Fällen röntgenologisch nachgewiesene Insuffizienzen, das sind 35% bei Handnähten und 12% bei Maschinennähten. Mit diesen Zahlen stehen die Ergebnisse der vorliegenden Studie in Einklang: 39% Dehiszenzen bei Handnähten, 12% bei Stapleranastomosen der geplanten Gruppe B und 54% bei der operationstechnisch schwierigen WD-Gruppe, bei der die tiefste durchschnittliche Anastomosenlokalisation vorliegt. Die letzte Gruppe unterscheidet sich mit dieser Leckagenhäufigkeit statistisch signifikant von den Randomgruppen A (Handnähte) und B (geplante Staplernähte).

Die vorwiegende Lokalisation der Leckagen ist der dorsale und dorsolaterale Nahtbereich mit Austritt in den Präsakralraum, wie es auch Hulten (1982) sowie Poser u. Thiede (1982) gefunden haben.

Die exakteste Anastomosenlokalisation ergibt sich sicher aus der direkten intraoperativen Messung, die auch zu einem genau definierten Zeitpunkt erfolgt (Bockelmann 1982). Die röntgenologische Bestimmung der Anastomosenhöhe ist ungenauer, bedingt durch aufnahmetechnische und klinische bzw. patientenabhängige Faktoren. Bei Röntgenaufnahmen auf dem Durchleuchtungstisch ist wegen des geringen Fokus-Objekt-Abstands ein Vergrößerungsfaktor von 1,3–1,4 zu berücksichtigen. Bei Aufnahmen am Rasterwandstativ hingegen, die bei den späteren postoperativen Untersuchungen zusätzlich angefertigt werden, verhalten sich Objektgröße und Bildwiedergabe wie 1 : 1.

Außerdem ist die Projektion von Anastomosen und damit ihre Bestimmbarkeit im Röntgenbild abhängig davon, wie weit während des Kontrasteinlaufs der distale Rektumanteil aufgedehnt werden kann. Subjektive und objektive Belastbarkeit des Patienten sowie das Entweichen von Luft und Kontrastmittel über die Anastomosenregion hinaus nach oral begrenzen die Aufdehnbarkeit. Es sei an dieser Stelle noch einmal darauf hingewiesen, daß bei der ersten postoperativen Röntgenkontrolle keine vollständige Füllung des Kolons erfolgen soll, sondern lediglich eine Darstellung des Rektums bzw. Rektosigmoids. Meßungenauigkeiten treten weiterhin auf bei höherliegenden Anastomosen, bedingt durch metrisch schlecht erfaßbare, u.U. stärker geschlängelt verlaufende Darmabschnitte, z.B. bei Sigma elongatum.

Im Gegensatz zur intraoperativen wie auch zur postoperativen rektoskopischen Anastomosenlokalisation (Heald u. Leceister 1981), bei denen man sich an der Anokutanlinie oder der Linea dentata orientiert, ist bei der röntgenologischen Bestimmung der obere Rand des Sphincter ani internus der kaudale Fußpunkt für die Messung.

Bei röntgenologischen oder rektoskopischen Anastomosenhöhenbestimmungen im späteren postoperativen Verlauf ist zu berücksichtigen, daß die Anastomosenlokalisation sich im Laufe der Zeit ändern kann (Heald u. Leicester 1981), so auch in einigen Fällen der vorliegenden Studie.

Trotz gering abweichender Meßwerte gegenüber der intraoperativen Anastomosenlokalisation kommt die röntgenologische Anastomosenbestimmung zu dem gleichen, für die weitere Beurteilung wichtigen Ergebnis: die durchschnittliche Anastomosenhöhe ist bei den Gruppen A und B ungefähr gleich, mit gering höherem Median bei den Handnähten. Die Gruppe der WD-Fälle beinhaltet die tiefsten Anastomosen, wobei der Abstand zwischen den Gruppen A und B und den WD-Fällen bei der röntgenologischen Messung noch deutlicher wird als bei der intraoperativen Bestimmung.

Die Weite des Retrorektalraums wird bei entzündlichen oder neoplastischen Erkrankungen als Hinweis auf mögliche Infiltrationen angesehen (Beyer et al. 1979). Im Normalfall soll eine bestimmte Distanz zwischen Rektumhinterwand und ventraler Begrenzung des Os sacrum nicht überschritten werden. Nach Welin u. Welin (1980) beträgt dieser Normabstand maximal 1 cm. Cohen (1968) gibt bis 1,5 cm als normal an. Grabbe et al. (1982) nennen einen Grenzwert von ebenfalls 1,5 cm, allerdings mit einer exakteren Lokalisation: in Höhe des 5. Sakralwirbels. Eine Distanz von 2 cm und größer sei pathologisch.

Alle diese Angaben können postoperativ nicht als Kriterium für Komplikationen herangezogen werden, da unmittelbar postoperativ der Retrorektalraum immer erweitert ist, wie auch Poser u. Thiede (1982) angeben. Auch bei den späteren Untersuchungen innerhalb des Kontrollzeitraums der Studie ist eine Verschmälerung des Retrorektalraums auf die präoperativen Normalwerte praktisch kaum festzustellen. Ob es nach längeren postoperativen Intervallen zu einer Normalisierung der Rektum-Os-sacrum-Distanz kommt und damit zu einem möglichen Rezidivkriterium, muß einer längerfristigen Kontrollstudie vorbehalten bleiben.

Bei keinem der von uns in der vorliegenden Studie untersuchten 60 Patienten ist eine Schädigung der Anastomose durch den Kontrasteinlauf aufgetreten. Für die Befürchtung einer Anastomosenläsion durch das Darmrohr (Heald u. Leicester 1981) hat sich auch bei den sehr tiefen Anastomosen bei entsprechend vorsichtiger Untersuchungstechnik kein Anhalt ergeben. E. Fischers (1973) Bedenken, daß bei ausnahmsweise noch nicht verheilten Nahtinsuffizienzen eine zu frühzeitige Röntgenkontrolle zu Komplikationen führen kann, ist sicher nur für $BaSO_4$-Einläufe zu akzeptieren. Nach unseren eigenen Erfahrungen sind auch bei ausgedehnten Anastomosenrupturen durch einen frühzeitigen Einlauf mit wasserlöslichem Kontrastmittel (Peritrast RE) und Luft keine klinischen Komplikationen zu erwarten. Befürchtungen dieser Art teilen auch andere Autoren (Goligher 1982; Hulten 1982; Latimer 1981) nicht, die den postoperativen Kontrasteinlauf mit wasserlöslichen Kontrastmitteln gerade zur Suche möglicher Leckagen einsetzen. Den Einsatz $BaSO_4$-haltiger Kontrastmittel unmittelbar postoperativ, wie ihn Everett (1975) bei 90 Patienten am 10. postoperativen Tag und Sharefkin et al. (1978) am 14. postoperativen Tag bei einem Teil einer 33 Personen umfassenden Untersuchungsgruppe, bei der klinisch keine Anastomoseninsuffizienzen vermutet wurden, berichten, halten wir aber wegen der nachgewiesenen schweren Schädigungen bei Austritt von Bariumsulfat in Darmwand, Gefäße, Retrorektalraum oder Bauchhöhle (Barke 1970; Brettel et al. 1976; Burnikel 1962; Carter 1963; Gardiner u. Miller 1973; Gordon u. Glymann 1957; Karen et al. 1974; Levine u. Simpson 1960; Mahboudi et al. 1974; Seaman u. Wells 1965; Zatzkin u. Irwin 1964; Zheutlin et al. 1952) für nicht vertretbar.

Die Notwendigkeit regelmäßiger postoperativer Nachuntersuchungen nach Dickdarmoperationen wegen Karzinomen, Adenomen, Divertikulitis ist unbestritten (E. Fischer 1973; Waldmann et al. 1978). Nach E. Fischer (1973) beträgt das Intervall zwischen operierten Kolonmalignomen und Aufdeckung eines sog. Nahtlinienrezidivs zwischen 9 Wochen und knapp 13 Jahren, in der Mehrzahl treten die Rezidive innerhalb der ersten 2 Jahre auf. Organisation und Abläufe der Nachsorge haben Troidl (1978) und Troidl et al. (1979) im Konzept der systematischen Kontrolluntersuchungsklinik beschrieben. Dieses Konzept der definierten Nachsorgetermine eignet sich auch vorzüglich für eine geplante prospektive klinische Studie. Die Möglichkeiten, die im Rahmen der Verlaufsbeobachtung den röntgenologischen Kolonuntersuchungen zukommen, sind für spätere postoperative Zeiten von Cronquist (1957), E. Fischer (1973), Fleischner u. Berenberg (1956), Sharpe u. Golden (1950) beschrieben worden. Auf die Bedeutung und die Zeiträume früher postoperativer Kontrasteinläufe haben mehrere Autoren hingewiesen (v. Bockelmann 1982; v. Bockelmann et al. 1983; Everett 1975; Goligher 1982; Hamelmann et al. 1982; Heald u. Leicester 1981; Hulten 1982; Latimer 1981; Poser u. Thiede 1982; Sharefkin et al. 1978; Thiede et al. 1981). Für die vorliegende kontrollierte Studie wurde deshalb im Rahmen der Kontrolluntersuchungen folgendes röntgenologisches Follow-up vorgesehen: eine 1. Anastomosenkontrolle mit wasserlöslichem Kontrastmittel (Peritrast RE) am 8.–12. postoperativen Tag, die 2. Untersuchung als vollständiger Kolonkontrasteinlauf nach 6 Monaten, danach weitere Kontrollen in zunächst 6monatigem, später 12monatigem Abstand.

Waldmann et al. (1978) berichten, daß Aufforderungen zur Nachuntersuchung nach derart gravierenden Operationen in der Regel in den ersten Jahren konsequent befolgt werden. Die Erfahrungen von Bockelmann (1982) sind nicht so positiv; die Autorin berichtet über Schwierigkeiten, eine hohe Nachsorgerate einhalten zu können. In der vorliegenden Studie ließen der postoperative Verlauf, die Mitarbeit des Patienten und der sie betreuenden ärztlichen Umgebung das konsequente Einhalten der geplanten späteren Untersuchungstermine nicht zu, zumindestens nicht die konzipierten „invasiven" radiologischen Kontrollen. Dadurch konnten eindeutige statistische Aussagen nur für den ersten postoperativen Termin erzielt werden, während spätere Einzelreihen jeweils nur beispielhaften Charakter haben. Wahrscheinlich sind bei späteren Kontrollen systematische radiologische Untersuchungen mit 90–100% Durchführungsrate aus ärztlichen und ethischen Gründen nicht erreichbar. Die Gründe werden in einer späteren Arbeit zur systematischen Langzeitverlaufskontrolle dieser Patientengruppe analysiert und beschrieben.

7 Zusammenfassung

In der vorliegenden kontrollierten, randomisierten Studie wurden 60 Patienten nach anteriorer und tiefer anteriorer Rektumresektion innerhalb der systematischen Nachkontrolle röntgenologisch nachuntersucht. Der Zeitraum der Operationen lag zwischen dem 12.12. 1979 und 4.1. 1982. Geschlechtsverteilung: 30 Männer und 30 Frauen. Bei 23 Patienten wurde die End-zu-End-Anastomose mit Handnähten (Gruppe A), bei 23 Patienten mit einer Nahtpistole (EEA-Stapler der U.S. Surgical Corporation) als Gruppe B vorgenommen. In 13 Fällen war eine kontinenzerhaltende Operation nur mit Hilfe der Nahtmaschine möglich (Gruppe WD). Bei dieser Gruppe liegt der Median der röntgenologisch sowie der intraoperativ bestimmten Anastomosenhöhe deutlich niedriger als in den Gruppen A und B.

Die erste röntgenologische postoperative Kontrolle erfolgte zwischen dem 8. und 12. postoperativen Tag mit wasserlöslichem Kontrastmittel (Peritrast RE), bei späteren Kontrasteinläufen wurde ein $BaSO_4$-haltiges Kontrastmittel (Barotrast) benutzt.

Folgende Aussagen können gemacht werden:

1) Handnähte führen zu einer stärkeren Gewebetraumatisierung mit Ödemen und Spasmen und daraus resultierenden primär unregelmäßigen, breiten Anastomosenwulsten, die sich im späteren Verlauf glätten und verschmälern.
2) Maschinennähte sind meistens bereits unmittelbar postoperativ schmal und zart. Der operativ als doppelte, versetzte Nahtreihe resultierende Klammerring stellt sich röntgenologisch fast wie eine einfache ringförmige Klammeranordnung dar.
3) Handnähte zeigen mit hoher statistischer Signifikanz häufiger bei der ersten postoperativen Kontrolle relative Stenosen als Stapleranastomosen, werden im Verlauf aber häufig weiter.

4) Statistisch gesichert haben bei der ersten postoperativen Kontrolle Maschinennähte (Gruppe B) die geringste Leckagenhäufigkeit. Die meisten Leckagen weisen die Fälle der WD-Gruppe auf, in der auch die tiefsten Anastomosen vorliegen.
5) Die Leckagen sind vorwiegend nach dorsal und dorsolateral gerichtet.
6) Maschinennähte werden in einigen Fällen im Verlauf enger, eine echte klinisch relevante Stenose bei primär stenosefreien Anastomosen als mögliche Reaktion auf die Metallimplantate tritt im Überwachungszeitraum dabei aber nicht auf.
7) Bei etwa einem Drittel der Maschinennähte kommt es zu Veränderungen an einzelnen Klammern oder am Klammerring, letzteres meist in Kombination mit Leckagen.
8) Der Retrorektalraum ist postoperativ im gesamten Beobachtungszeitraum überwiegend erweitert und scheidet somit als Kriterium für postoperative Komplikationen aus.
9) Röntgenologische Nachuntersuchungen sind bei systematischen Kontrollen nach Rektumanastomosen sehr wertvoll, weil
   a) Leckagen häufig nur röntgenologisch nachweisbar sind und nur selten primär klinische Symptome zeigen;
   b) relative Stenosen meistens ebenfalls klinisch stumm sind und sich lediglich manchmal durch verzögerten Verschluß der protektiven Zökalfistel bemerkbar machen.
10) Röntgenologische Nachuntersuchungen sind ohne klinische Komplikationen bereits sehr früh postoperativ am 8. Tag mit wasserlöslichem Kontrastmittel möglich, wobei sich in der vorliegenden Studie das Peritrast RE mit guter Bildqualität bewährt hat.
11) Die röntgenologischen Meßdaten unterliegen zwar untersucher- und patientenbedingten Einschränkungen, zeigen jedoch innerhalb des untersuchten Kollektivs vergleichbare Ergebnisse, die auch inhaltlich mit direkten Meßmethoden, z. B. der intraoperativen Anastomosenlokalisation korrelieren.
12) Klinischer Verlauf, Patientenverhalten und Einstellung der ärztlichen Patientenbetreuung beeinflussen die postoperative Nachsorge in erheblichem Maß, was bei einer klinischen Studie berücksichtigt werden muß. So sind die im Follow-up geplanten röntgenologischen Nachuntersuchungstermine nicht in allen Fällen einzuhalten, eine statistische Aussagefähigkeit liegt deshalb nur für die 1. postoperative Kontrolluntersuchung vor.

8 Literatur

Altaras J (1976) Moderne röntgendiagnostische Methoden zur Untersuchung des Dickdarms und ihre Ergebnisse. Dtsch Ärztebl 73/6: 325–336, 73/7: 405–412

Androssow PJ (1970) Experience in the application of the instrumental mechanical suture in surgery of the stomach and rectum. Acta Chir Scand 136: 57–63

Barke R (1970) Röntgenkontrastmittel. VEB Thieme, Leipzig

Barth H (1978) Planung und Datenanalyse bei prospektiven kontrollierten klinischen Studien. Langenbecks Arch Chir 347: 457–465

Beart RW, Kelly KA (1981) Randomized prospective evaluation of the EEA stapler for colorectal anastomoses. Am J Surg 141: 143–147

Beyer D, Schütt H, Terwort H (1979) Der erweiterte Retrorectalraum – ein sicher pathologisches oder nur unspezifisches Zeichen einer Erkrankung im kleinen Becken? Radiologe 19: 432–440

Bockelmann D von (1982) Die Wertigkeit der zirkulären Nähinstrumente in der colorektalen Chirurgie. Eine prospektive Studie. Inaug-Diss, Med Fak Univ Kiel

Bockelmann D von, Thiede A, Hamelmann H (1983) Die Wertigkeit der zirkulären Nähinstrumente in der colorektalen Chirurgie. Eine prospektive Studie. Schleswig-Hosteinisches Ärztebl, 36, 585–597

Brettel H-F, Henrich M, Appel A (1976) Tierexperimentelle Untersuchungen zur Schädigung durch Bariumsulfat. Zentralbl Chir 101: 19–23

Burnikel R (1962) Barium granuloma: Anorectal complication of the barium enema X-ray studies. Dis Colon Rectum 5: 224–227

Carter R (1963) Barium granuloma of the rectum. AJR 89: 880–882

Cohen WN (1968) Roentgenographic evaluation of the rectal valves of Houston in the normal and ulcerative colitis. AJR 104: 580–583

Cronquist S (1957) Changes in colon following resection and end-to-end anastomosis. Acta Radiol 48: 425–433

Dihlmann W (1980) Die ökonomisch-standardisierte Kontraströntgenuntersuchung des Kolons beim Erwachsenen. Dtsch Med Wochenschr 105: 1138–1141

Eggemann F (1976) Die Durchführbarkeit des primären Doppelkontrasteinlaufes. Röntgen-Bericht, Bd 5. Wachholtz, Nürnberg, S 74–82

Everett WG (1975) A comparison of one layer and two layer techniques for colorectal anastomosis. Br J Surg 62: 135–140

Fasching W, Moritz E (1980) Zirkuläre Anastomosen im Magen-Darm-Trakt mit den Klammernahtgeräten SPTU und EEA. Chirurg 51: 644–650

Fischer AW (1923) Über eine neue röntgenologische Untersuchungsmethode des Dickdarmes: Kombination von Kontrastmittel und Luftaufblähung. Klin Wochenschr 2: 1595–1598

Fischer E (1973) Das Röntgenbild der Kolon-Anastomosen und der Nahtlinienrezidive nach Resektion von Kolonkarzinomen. Fortschr Röntgenstr 118: 519–530

Fleischner FG, Berenberg AL (1956) Recurrent carcinoma of the colon at the site of anastomosis. Radiology 66: 540–547

Friedrich G (1934) Ein neuer Magen-Darm-Nähapparat. Zentralbl Chir 59: 504–506

Gallitano AL, Kondi ES, Philipps E, Ferris E (1976) Near-fatal hemorrhage following gastrografin studies. Radiology 118: 35–36

Gardiner H, Miller RE (1973) Barium peritonitis. A new therapeutic approach. Am J Surg 125: 350–352

Gohel V, Dalinka M, Coren G (1975) Hypotonic examination of the colon with glucagon. Radiology 115: 1–4

Goligher JC (1982) Die Verwendung von Nahtpistolen für kolorectale Anastomosen. In: Hamelmann H, Thiede A (Hrsg) Maschinelle Nahttechniken in der Abdominalchirurgie. Thieme, Stuttgart New York, S 1–9

Gordon B, Glymann D (1957) Barium granuloma of the rectum. Gastroenterology 32: 943–951

Grabbe E, Bücheler E, Vogel H (1982a) Grundzüge der radiologischen Dickdarmdiagnostik. In: Bartelheimer H, Ossenberg F-W, Schreiber HW (Hrsg) Der kranke Dickdarm. VI. Hamburger Medizinisches Symposion, 1980. Witzstrock, Baden-Baden Köln New York

Grabbe E, Lierse W, Winkler R (1982a) Die Hüllfaszien des Rectums. Anatomische und computertomographische Korrelation. Fortschr Röntgenstr 136: 653–659

Gritsman JJ (1966) Mechanical suture by soviet apparatus in gastric resection: Use in 4000 operations. Surgery 59: 663–669

Hamelmann H (1982) Vorwort. In: Hamelmann H, Thiede A (Hrsg) Maschinelle Nahttechniken in der Abdominalchirurgie. Thieme, Stuttgart New York

Hamelmann H, Thiede A, Jostarndt L, Troidl H (1982) Die Stapler-Anwendung bei der tiefen Rectumresektion. In: Hamelmann H, Thiede A (Hrsg) Maschinelle Nahttechniken in der Abdominalchirurgie. Thieme, Stuttgart New York, S 32–41

Harned R, Stelling C, Williams S, Wolf G (1976) Glucagon and barium enema examinations: A controlled clinical trial. AJR 126: 981–984

Harris P, Neuhauser E, Gerth R (1964) The osmotic effect of water-soluble contrast media on circulation plasma volume. AJR 91: 694–698

Heald RJ, Leicester RJ (1981) The low stapled anastomosis. Br J Surg 68: 333–337

Hettler M (1962) Zur Technik der Doppelkontrastuntersuchung des Dickdarms. Radiologe 2: 115–124

Hildell J, Rosengren JE (1975) Double contrast examination in disease of the anorectal region. Radiologe 15: 434–441

Hültl H (1908) Kongreß ungarischer Chirurgen in Budapest.

Hültl H (1911) Chirurgisches Nahtinstrument für Magen-Darm-Naht. Fischer, Budapest

Hulten L (1982) Kolorectale Anastomosen bei Verwendung von EEA-Staplern. In: Hamelmann H, Thiede A (Hrsg) Maschinelle Nahttechniken in der Abdominalchirurgie. Thieme, Stuttgart New York, S 42–44

Janson R, Christ F, Schneider B, Engel C (1982) Wertigkeit der oralen Gastrografin-Passage in der Ileus-Diagnostik. Fortschr Röntgenstr 136: 641–648

Jungk R (1977) Colon-Doppelkontrastuntersuchung mit Glukagon. Methodik und Resultate. Röntgenblätter 30: 8–14

Karen J, Cove J, Synder RN (1974) Fatal barium intravasation during barium enema. Radiology 112: 9–10

Krueger P (1977) Die Röntgenuntersuchungen des Dickdarms – Erfahrungen nach 2400 Doppelkontrasteinläufen. Röntgenblätter 30: 1–7

Latimer RG (1981) Diskussionsbeitrag zu: Beart RW u. Kelly KA (1981) Randomized prospective evaluation of the EEA stapler for colorectal anastomoses. Am J Surg 141: 146

Levine S, Simpson D (1960) Bariumsulfate granuloma of rectum. Am J Proctol 11: 485–490

Löhr E (1964) Röntgenuntersuchungen des Verdauungstraktes mit Gastrografin unter besonderer Berücksichtigung von Notfallerkrankungen. Fortschr Röntgenstr 100: 75–80

Lorenz W, Rohde H (1979) Prospektive, kontrollierte Studien in der Chirurgie. Kontroverse Standpunkte zur Motivierung und Durchführung. Klin Wochenschr 57: 301–310

Lutzger LG, Factor SM (1976) Effects of some water-soluble contrast media on the colonic mucosa. Radiology 118: 545–548

Mahboudi S, Gohel V, Dalinka K, Cho SY (1974) Barium embolization following upper gastrointestinal examination. Radiology 111: 301–302

Meeroff J, Jorgens J, Isenberg J (1975) The effect of glucagon on barium-enema examination. Radiology 115: 5–7

Miller R (1975) Die vollständige Colonuntersuchung. Radiologe 15: 410–420

Morgenstern L, Yamakawa T, Ben-Shoshan M, Lippman H (1972) Anastomotic leakage after low colonic anastomosis. Clinical and experimental aspects. Am J Surg 123: 104–109

Murtagh FR, Sanders MB (1978) Precipiation of water-soluble contrast material (Gastrografin) in the stomach in a case of outlet obstruction. Radiology 126: 386

Petz A von (1924) Zur Technik der Magenresektion. Ein neuer Magen-Darm-Nähapparat. Zentralbl Chir 51: 179–188

Poser H, Baier J (1977) Vergleichende pharmako-dynamische Kolon-Doppelkontrastuntersuchung mit Glukagon und Atropin. Radiol Diagn (Beil) 3: 355–358

Poser H, Thiede A (1978) Dickdarmdiagnostik chirurgischer Erkrankungen mit wasserlöslichen trojidierten Kontrastmitteln. Langenbecks Arch Chir 346: 97–108

Poser H, Thiede A (1980) Röntgendiagnostik der Erkrankungen des Dickdarms. In: Böttcher H (Hrsg) Neoplastische und entzündliche Erkrankungen des Dickdarms, Bd 1. Bericht über ein Symposion in Bremerhaven. Braun-Dexon (Gutenberg, Melsungen) S 39–65

Poser H, Thiede A (1982) Röntgenuntersuchungen maschineller Dickdarm-Anastomosen. In: Hamelmann H, Thiede A (Hrsg) Maschinelle Nahttechniken in der Abdominalchirurgie. Thieme, Stuttgart New York, S 25–31

Sachs L (1974) Angewandte Statistik. Planung und Auswertung, Methoden und Modelle, 4. Aufl. Springer, Berlin Heidelberg New York

Sandor S (1936) Magen-Darmnaht mit Metallklammern nach Hültl und ein neues Nähinstrument. Zentralbl Chir 23: 1334–1338

Schilling T (1977) Die Doppelkontrasttechnik in der Dickdarm-Diagnostik. Röntgenblätter 30: 388–399

Schubert G (1984) Vergleichsanalyse operationstechnischer und klinischer Parameter von manuellen und maschinellen Rektumanastomosen. Eine kontrollierte Studie. Inaug-Diss, Med Fak Univ Kiel

Seaman WB, Wells J (1965) Complications of the barium enema. Gastroenterology 48: 728–737

Seltzer SE, Jones B (1978) Cecal perforation associated with gastrografin enema. AJR 130: 997–998

Sharefkin J, Joffe N, Slien W, Fromm D (1978) Anastomotic dehiscence after low anterior resection of the rectum. Am J Surg 135: 519–523

Sharpe M, Golden R (1950) End-to-end anastomosis of the colon following resection. A roentgen study of forty-two cases. AJR 64: 769–777

Shorthouse AJ, Bartram CJ, Eyers AA, Thompson JPS (1982) The water soluble contrast enema after rectal anastomosis. Br J Surg 69: 714–717

Smith LE (1981) Anastomosis with EEA-stapler after anterior colonic resection. Disc Colon Rectum 24: 236–246

Thiede A, Hamelmann H (1983) Kontrollierte Studien. Symposium Kiel (unveröffentlicht)

Thiede A, Jostarndt L, Troidl H, Poser HL, Bertz U, Hamelmann H (1981) Der Wert der zirkulären maschinellen Colon- und Rectumanastomose (EEA). Eine prospektive Studie an 91 Patienten. Chirurg 52: 30–35

Thiede A, Jostarndt L, Hamelmann H (1982) Nähinstrumente in der gastroenterologischen Chirurgie. Taktik und Technik. In: Breitner B (Hrsg) Chirurgische Operationslehre I, Ergänzung. Urban & Schwarzenberg, München Wien Baltimore

Tomoda M (1937) Eine neue Modifikation der Magenresektionstechnik mit eigenem Magen-Darm-Nähapparat. Zentralbl Chir 64: 1584–1590

Troidl H (1978) Einrichtung einer systematischen Kontrolluntersuchungsklinik. Langenbecks Arch Chir 347: 467–480

Troidl H, Hamelmann H, Maul V, Thiede A, Jostarndt L (1979) Organisation der systematischen Kontrolluntersuchungsklinik bei Erkrankungen des Dickdarmes und Analbereiches. In: Stock W (Hrsg) Nachsorge beim colorectalen Karzinom. Springer, Berlin Heidelberg New York

Waldmann D, Rückauer K, Oehlert W, Lessen H von (1978) Nachuntersuchungen operierter Dickdarmkarzinom-Patienten: Befunde und Konsequenzen. Diagn Intensivther 6: 55–64

Welin S (1962) Über die röntgenologische Untersuchung des Dickdarmes mit der Doppelkontrastmethode. Die Malmömodifikation. Radiologe 2: 87–100

Welin S, Welin G (1980) Die Doppelkontrastuntersuchung des Dickdarms. Erfahrungen mit der Welin-Methode. Thieme, Stuttgart New York S 98

Zatzkin HH, Irwin GAL (1964) Nonfatal intravasation of barium. AJR 92: 1169–1172

Zheutlin N, Lasser EC, Rigler LG (1952) Clinical studies on effect of barium in the peritoneal cavity following rupture of the colon. Surgery 32: 967–979

Funktionelle Ergebnisse nach tiefer Rektumresektion. Eine kontrollierte Studie: Hand-vs. Stapleranastomose

L. Jostarndt, A. Thiede, D. Nitsche, H.-J. Lau und H. Hamelmann

Inhaltsverzeichnis

1 Einleitung und Studienfragen

Durch die Anwendung moderner maschineller Nahttechniken in der Rektumchirurgie sind sphinktererhaltende Eingriffe technisch leichter geworden (Ravitch u. Steichen 1979; Thiede et al., 1984). Dadurch gewinnen Fragen der anorektalen Kontinenzfunktion besondere Bedeutung. Soweit bisher Untersuchungen vorliegen, sind nach Rektumresektionen keine dauerhaften Kontinenzverluste zu erwarten (Schweiger et al. 1977; Lane u. Parks 1977; Raguse u. Braun 1980; Iwai et al. 1982). Ein sicherer Rückschluß ist aber nur einer prospektiven Datenanalyse zu entnehmen.

Aus diesem Grunde wurde an der Chirurgischen Universitätsklinik Kiel in einer kontrollierten prospektiven Studie die prä- und postoperative Kontinenzleistung nach tiefer Rektumresektion untersucht. Aufgabe der Arbeit war es, eine genaue Kontinenzanalyse sowohl klinisch als auch manometrisch vorzunehmen. Zwei verschiedene Nahttechniken wurden dabei vergleichend analysiert.

Studienfragen

1) Führen hand- und maschinell-erstellte Anastomosen per se zu unterschiedlicher Kontinenzfunktion?
2) Welchen Einfluß hat die Anastomosenlokalisation auf die Kontinenz?
3) Welche Rolle spielen Heilungsstörungen an der Anastomose für die Kontinenz?

2 Material und Methodik

2.1 Patientenkollektiv

An der Studie nahmen 60 Patienten teil, bei denen im Zeitraum vom 12.12. 1979 bis zum 04.01. 1982 eine Rektumresektion durchgeführt wurde. Die Studienplanung, Durchführung und Operationstechnik wurde von Thiede et al. (1984) andernorts beschrieben. Die Alters- und Geschlechtsverteilung unserer Patienten geht aus Tabelle 1 hervor.

2.2 Untersuchungstechnik

Klinische Kontinenzbeurteilung anhand eines Fragebogens

Alle Patienten wurden prä- und postoperativ zur Kontinenz anhand eines systematischen Fragebogens (mod. nach Keller u. Schärli 1972) befragt. Diese Angaben

Tabelle 1. Alters- und Geschlechtsverteilung bei 60 Patienten mit tiefer anteriorer Rektumresektion. Hand- vs. Stapleranastomose

	n	Alter (Jahre) $\tilde{x}$ (Spannweite)	♂	♀
Manuelle Nahttechnik	23	60 (40–81)	9	14
Maschinelle Nahttechnik	24	69 (40–84)	10	14
Nur maschinelle Nahttechnik möglich	13	60 (33–75)	11	2
Gesamt	60	64 (33–84)	30	30

Tabelle 2. Fragebogen zur Beurteilung der klinischen Kontinenz

Beurteilungskriterien	Befund	Punkte[a]
1) Stuhlhäufigkeit	1- bis 2mal/Tag	2
	3- bis 5mal/Tag	1
	> 5mal/Tag	0
2) Konsistenz	Geformt	2
	Breiig	1
	Dünn	0
3) Stuhlschmieren	Nicht	2
	Bei Streß/Durchfall	1
	Ständig	0
4) Stuhldrang, Völlegefühl	Normal	2
	Unsicher	1
	Fehlend	0
5) Warnungsperiode	Normal (min)	2
	Verkürzt (s)	1
	Fehlend	0
6) Diskrimination	Normal	2
	Mangelhaft	1
	Fehlend	0
7) Pflegebedarf	Nicht notwendig	2
	Gelegentlich	1
	Ständig	0
8) Inkontinenz für Winde	Nein	2
	Gelegentlich	1
	Ständig	0
9) Inkontinenz für dünnen Stuhl	Nein	2
	Gelegentlich	1
	Regelmäßig	0
10) Inkontinenz für geformten Stuhl	Nein	2
	Gelegentlich	1
	Ständig	0

[a] Die Punkte von Frage 3, 8, 9 und 10 wurden 3fach gewertet.
Quotient (s. Text)
3,1–3,6 komplette Kontinenz
2,4–3,0 Feinverschmutzung
1,2–2,3 Grobverschmutzung
0,0–1,1 komplette Inkontinenz

wurden unabhängig von den objektiven Druckmessungen erhoben. Den 3 Antwortmöglichkeiten wurden Punktezahlen zugeordnet. Bei der Auswertung wurden die Punkte, die sich auf Verschmutzung und Haltekraft für Winde, flüssigen und festen Stuhl bezogen, 3fach bewertet. Aus der Summe der Punkte und der Zahl der Fragen wurde ein Quotient gebildet und danach die Kontinenz in verschiedene Grade eingestuft (Tabelle 2).

Manometrie und Meßkriterien

Mit der anorektalen Druckmessung wurden folgende Kontinenzfunktionen geprüft:

- anale Verschlußfunktion (anorektaler Ruhedruck, Druck bei maximaler Kontraktion des äußeren Spinkters);
- Sensibilitätszone im Analkanal;
- Reservoirfunktion des Rektums bzw. des postoperativen „Ersatzrektums".

Technisches Zubehör. Die Meßvorrichtung bestand aus 2 Meßkathetern, 2-50-ml-Recordspritzen, einer Pumpe (Perfusor V, Fa. Braun, Nr. 3526), Statham-

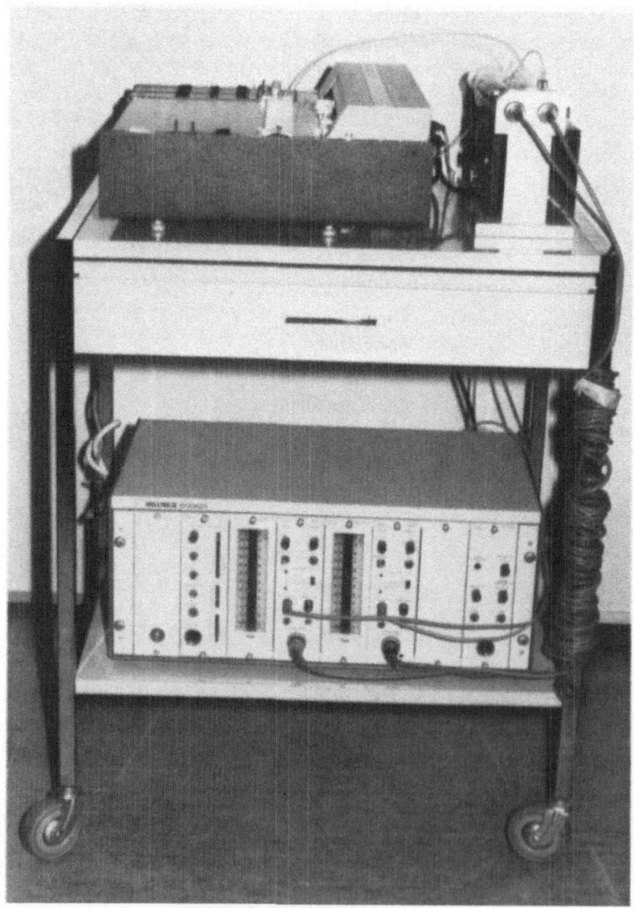

Abb. 1. Meßapparatur für die anorektale Manometrie. **Oben:** Zweikanalschreiber (Servogor 320 BBC Goertz), Perfusionssystem und Statham-Elemente (P 230 b). **Unten:** 2 Verstärker (237023 Hellige Recomed)

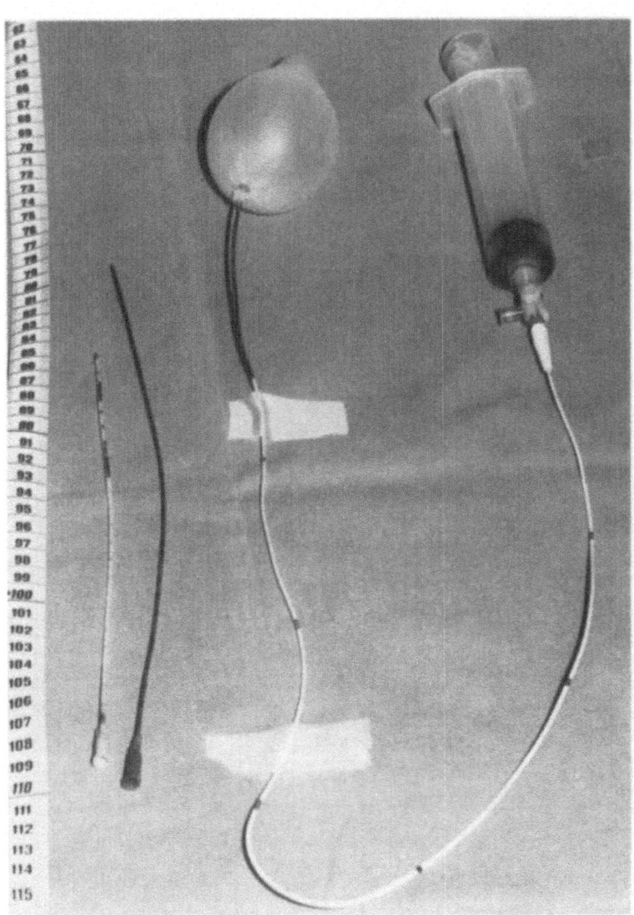

Abb. 2. Druckmeßkatheter. **Von links:** Analdruckkatheter, Rektumdruckkatheter, Ballon zur Rektumdistension

Elementen (P 230 b), 2 Druckverstärkern (Fa. Hellige Recomed, Nr. 237023) und 1 Zweikanalschreiber (Fa. Metrawatt, Servogor 320 BBC Goertz). Die Meßapparatur ist in Abb. 1 und 2 dargestellt. Zur Druckmessung im Rektum wurde ein Ureterkatheter (CH 5) verwendet. Die Analdrücke registrierten wir mit einem Polyäthylenkatheter (Länge 25 cm, Außendurchmesser 2 mm), der seitlich versetzt von der Spitze eine 1,5 mm große Öffnung hat. Dieser Katheter hat außerdem eine von der seitlichen Öffnung beginnende, zentimeterweise Markierung, so daß die Position der Katheteröffnung von der Anokutangrenze genau ablesbar ist. Zur Dehnung der Rektumwand wurde auf einen Fogarty-Katheter (No. 5), dessen distales Ende entfernt wurde, ein Gummifingerling fixiert, der als Ballon diente. Mit 60 ml Luft gefüllt, erreichte der Ballon einen Durchmesser von 5 cm.

2.3 Untersuchungsgang

Die Untersuchung wurde in Steinschnittlage vorgenommen. Die Position der einzelnen Katheter ist in Abb. 3 dargestellt.

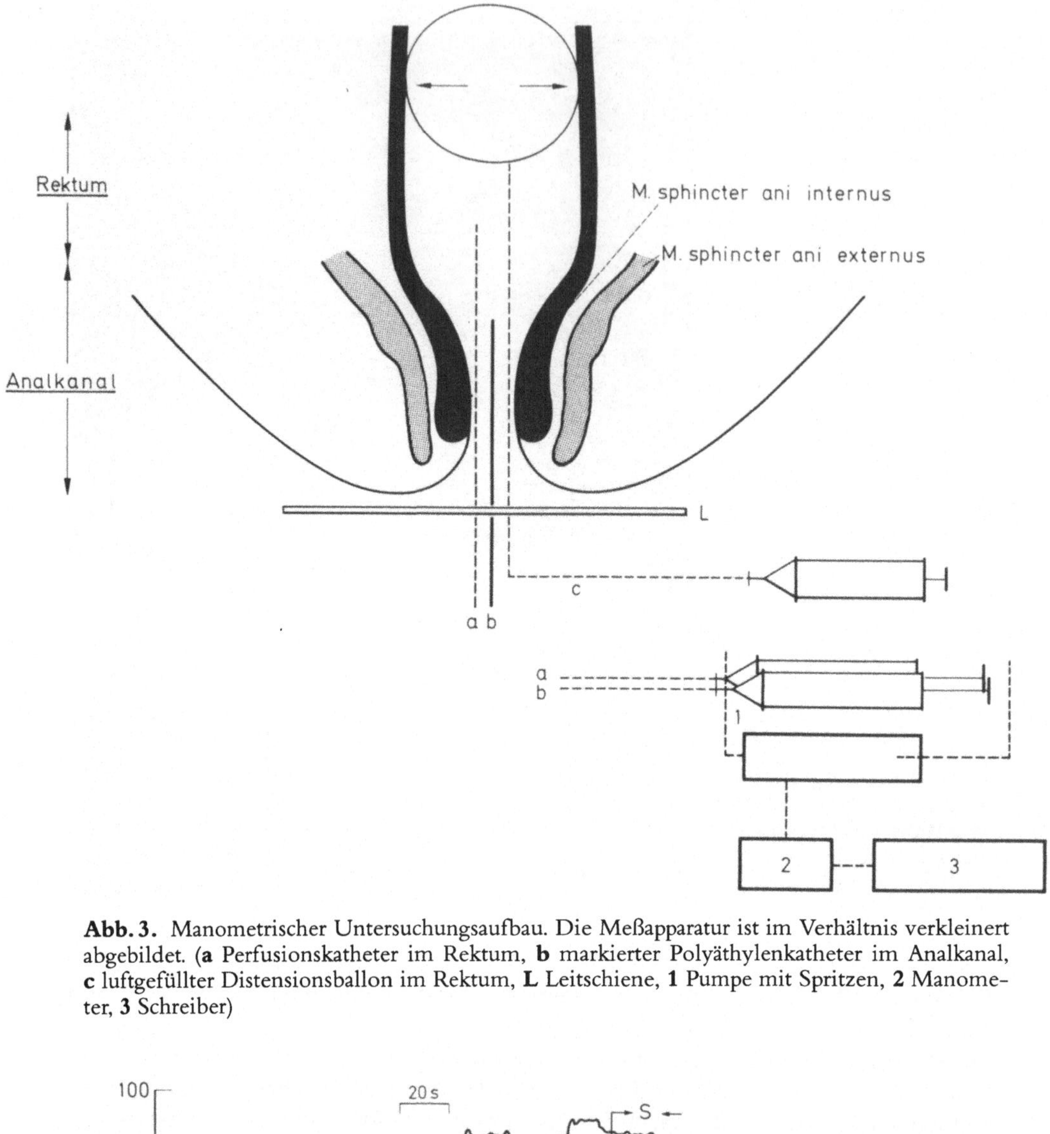

Abb. 3. Manometrischer Untersuchungsaufbau. Die Meßapparatur ist im Verhältnis verkleinert abgebildet. (**a** Perfusionskatheter im Rektum, **b** markierter Polyäthylenkatheter im Analkanal, **c** luftgefüllter Distensionsballon im Rektum, **L** Leitschiene, **1** Pumpe mit Spritzen, **2** Manometer, **3** Schreiber)

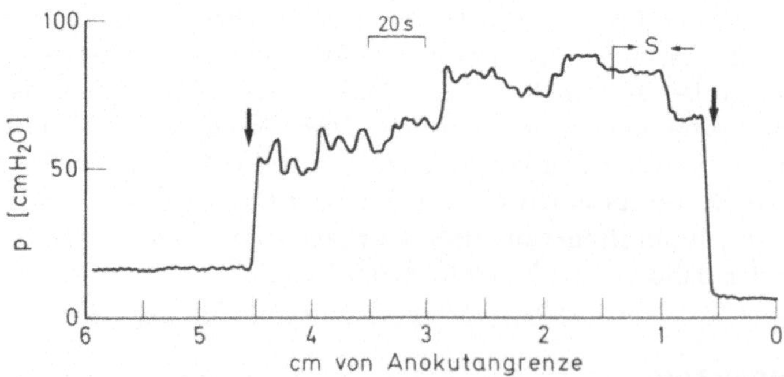

Abb. 4. Beispiel für eine anorektale Ruhedruckkurve. Auf der x-Achse ist die Position der Öffnung des Perfusionskatheters in Zentimetern von der Anokutangrenze angegeben, auf der y-Achse der Druck in cm H_2O. **S** Sensibilitätszone

Messung des anorektalen Ruhedruckes und Bestimmung der Sensibilitätszone

Die Meßkatheter wurden vorsichtig, ohne den Analkanal zu dehnen, in das Rektum eingeführt und simultan der Druck in 7 cm Höhe registriert. Danach wurde der markierte Polyäthylenkatheter zentimeterweise in Richtung Anus zurückgezogen und ein Druckprofil aufgezeichnet. Ein Beispiel für eine anorektale Ruhedruckkurve ist in Abb. 4 dargestellt.

Die Länge der Sensibilitätszone im Analkanal wurde ebenfalls mit dem Polyäthylenkatheter gemessen, dessen seitliche Öffnung diesmal mit kaltem Wasser (18 °C) perfundiert wurde. Der Moment der Kälteempfindung bei Rückzug dieses Katheters aus dem Rektum wurde dabei registriert.

Messung der maximalen Kontraktionskraft der willkürlichen Sphinktermuskulatur

Bei einer zweiten Messung wurde der Katheter ebenfalls zentimeterweise durch den Analkanal zurückgezogen. Bei jedem Zentimeter wurde der Patient gebeten, die Schließmuskulatur für ca. 1 s maximal zu kontrahieren. Die Druckwerte wurden registriert. Beispielhaft ist eine Druckkurve in Abb. 5 dargestellt.

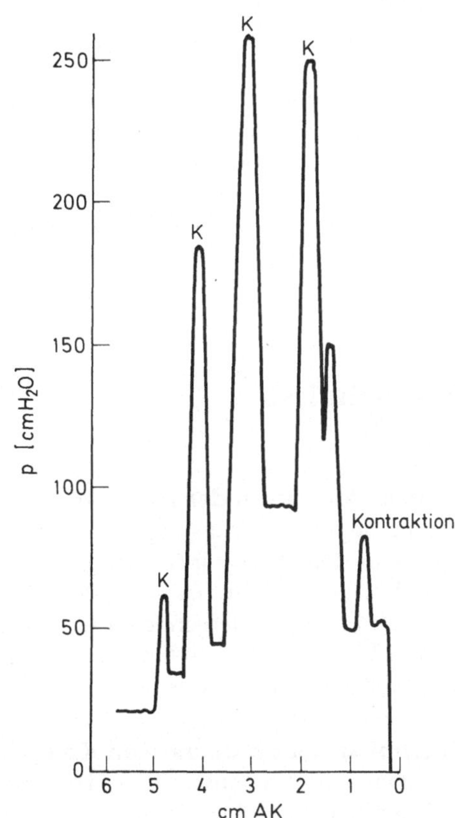

Abb. 5. Anorektale Druckkurve bei maximaler Sphinkterkontraktion. (**AK** Analkanal, **K** Kontraktion. Druckmaxima bei 3 und 2 cm, von der Anokutangrenze gemessen)

Messung der Elastizität der Enddarmwand bei Distension (Reservoirfunktion)
Der Ballon wurde in ca. 10 cm Entfernung von der Anokutangrenze plaziert und mit 60 ml Luft gefüllt. Dabei wurde über den Druckmeßkatheter, der konstant im Rektum lag, die Druckänderung (initialer Druckanstieg) im postoperativen „Ersatzrektum" gemessen. Der Quotient aus Volumenänderung und Druckänderung $\frac{\Delta V(\text{ml Luft})}{\Delta p(\text{cm } H_2O)}$ wurde als Maß für die Reservoirfunktion der Dickdarmwand im Anastomosenbereich genommen.

Zeitlicher Ablauf der Untersuchungen
Vor Beginn der manometrischen Untersuchung wurde von den Patienten die präoperative Kontinenzfunktion erfragt und dokumentiert. Die manometrische Prüfung der Verschlußfunktion wurde am Tag vor dem Eingriff durchgeführt. Die Meßwerte der präoperativen Reservoirfunktion des Rektums wurden bei Kontrollpersonen (n = 20) gewonnen, die von der Geschlechts- und Altersverteilung mit den Studienpatienten vergleichbar waren.

Reservoirfunktion und anale Verschlußfunktion wurden innerhalb des 1. postoperativen Quartals und im 2. postoperativen Halbjahr gemessen. Die Anastomosen wurden am 8.–12. Tag postoperativ röntgenologisch in modifizierter Welin-Technik mit Peritrast in 3 Ebenen kontrolliert.

Statistik
Die Beschreibung der Daten erfolgte bei normal oder annähernd normal verteilten Werten durch die Angabe des Mittelwerts und seiner Standardabweichung ($\bar{x} \pm SD$). Bei nicht normaler Verteilung wurde der Median ($\tilde{x}$) und die Spannweite angegeben. Wenn möglich, wurde mit dem Wilcoxon-Mann-Whitney-Test für unabhängige Stichproben auf Signifikanz geprüft. Die Berechnung der Regressionslinien erfolgte mit einem Tischcomputer (HP 9845A).

3 Ergebnisse

Höhenlokalisation der Anastomosen
Die intraoperative Messung der Anastomosenhöhe ergab vergleichbare Lokalisationen in den Gruppen A (Handnaht) und B (maschinelle Naht), wie Tabelle 3 zeigt. In Gruppe C (nur maschinelle Naht möglich) lagen die Anastomosen deutlich tiefer als in den beiden anderen Gruppen. Die Anastomosenheilung war in Gruppe A in 17/23 (73,9%), in Gruppe B in 22/24 (91,6%) und in Gruppe C in 9/13 Fällen (69,3%) komplikationslos.

Ergebnisse der präoperativen Kontinenzuntersuchungen
Die standardisierte Auswertung des Kontinenzfragebogens ergab, daß präoperativ 46 Patienten (76,6%) vollständig kontinent waren, 11 Patienten (18,4%) Feinkonti-

Tabelle 3. Anastomosenhöhe und Reservoirfunktion nach tiefer Rektumresektion bei unterschiedlicher Nahttechnik; $\tilde{x}$ (Spannweite). (*AP* Anus praeternaturalis)

Gruppe	Anastomosenhöhe (cm von Anokutangrenze)	Anastomosenprotektion		Reservoirfunktion des Ersatzrektums, $\frac{\Delta V}{\Delta p}$ postoperativ	
		Zökalfistel n	AP n	1. Quartal	2. Halbjahr
A (n = 23)	7 (4,5–12)	17	6	3 (2,4–4)	4 (3–6) (n = 21)
B (n = 24)	6 (3–14)	20	3	3 (1–4)	4 (3–6) (n = 12)
C (n = 13)	5 (3–7)[a]	11	2	0,5 (0,3–1,2)[a]	2 (0,8–3)[a] (n = 12)

[a] $p < 0{,}01$.

nenzstörungen und 3 Patienten (5%) grobe Kontinenzstörungen aufwiesen. Kein Patient war völlig inkontinent.

Bei der analen Manometrie zeigten sich Ruhedrücke, die in allen 3 Gruppen Kontrollwerten gesunder Personen von vergleichbarer Alters- und Geschlechtsverteilung entsprachen. Diese Werte sind in Tabelle 4 dargestellt. Bei Kontraktion der äußeren Sphinktermuskulatur wurden in allen Gruppen hohe Drucksteigerungen erzielt, die der Norm entsprachen. Der Norm entsprechend war auch die präoperativ ermittelte Länge der analen Sensibilitätszone.

Ergebnisse der postoperativen Kontinenzuntersuchungen

Die Auswertung der Kontinenzfragebögen ergab, daß in einigen Fällen innerhalb des 1. postoperativen Quartals eine Verschlechterung der Kontinenz aufgetreten war. Die Kontinenzstörung war vorwiegend bei Patienten mit tiefen Anastomosen bis zu 6 cm Höhe von der Anokutangrenze feststellbar (Abb. 6) und zum größeren Teil nur geringgradig in Form von Feinkontinenzstörungen. Bei den zahlreichen Fällen mit präoperativ verminderter Kontinenz zeichnete sich postoperativ keine wesentliche Verschlechterung ab. Bei der 2. Kontrolle hatte sich die Kontinenz bei fast allen Patienten zur Norm verbessert (Abb. 7). Sieht man von den Fällen ab, bei denen bereits präoperativ Kontinenzmängel bestanden, war bei den Patienten mit unkomplizierter Anastomosenheilung die Kontinenz klinisch normal. Nur bei einem präoperativ kontinenten Patienten, der eine maschinell angelegte Anastomose bei 3,5 cm zur Anokutangrenze erhalten hatte, war nach 6 Monaten noch eine leichte Kontinenzminderung vorhanden.

Bei 4 Patienten mit gestörter Anastomosenheilung bestanden auch im 2. postoperativen Halbjahr Kontinenzstörungen.

Manometrische Ergebnisse

Das anorektale Druckprofil blieb sowohl unter Ruhebedingungen (Abb. 8) als auch bei maximaler willkürlicher Sphinkterkontraktion (Abb. 9) von der Nahttechnik der Anastomose unbeeinflußt. Postoperativ waren hier keine Veränderungen ge-

Tabelle 4. Maximale Ruhe- und Kontraktionsdruckwerte und Länge der Sensibilitätszone präoperativ und im postoperativen Verlauf. Bei jedem Patienten wurde der jeweils höchste Druckwert (meist bei 2 cm von der Anokutangrenze) berücksichtigt. Mittelwerte ($\bar{x} \pm SD$).

Gruppe	Ruhedruck (cm H_2O_{max})			Druck bei Sphinkterkontraktion (cm H_2O_{max})			Länge der Sensibilitätszone (cm)		
	präop.	postop.		präop.	postop.		präop.	postop.	
		(1. Quartal)	(2. Halbjahr)		(1. Quartal)	(2. Halbjahr)		(1. Quartal)	(2. Halbjahr)
A (n = 23)	61 ± 27	58 ± 25	61 ± 27 (n = 21)	161 ± 81	147 ± 73	155 ± 68 (n = 21)	2,6 ± 0,6	2,6 ± 0,6	2,6 ± 0,6 (n = 21)
B (n = 24)	65 ± 23	58 ± 24	63 ± 25 (n = 22)	155 ± 57	141 ± 55	151 ± 48 (n = 22)	2,4 ± 0,5	2,3 ± 0,5	2,4 ± 0,5 (n = 22)
C (n = 13)	71 ± 29	73 ± 29	69 ± 23 (n = 12)	210 ± 54	185 ± 47	195 ± 54 (n = 12)	2,5 ± 0,4	2,4 ± 0,4	2,5 ± 0,4 (n = 12)

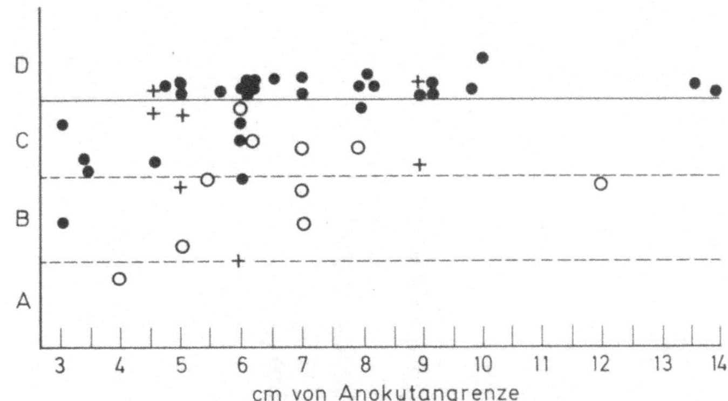

Abb. 6. Klinische Kontinenzbeurteilung im 1. postoperativen Quartal in Abhängigkeit von der Anastomosenhöhe. (**A** komplette Inkontinenz, **B** grobe Kontinenzstörung, **C** Feinkontinenzstörung, **D** vollständige Kontinenz; ● präoperativ komplett kontinent, ○ präoperativ geschwächte Kontinenz, + Heilungsstörung der Anastomose)

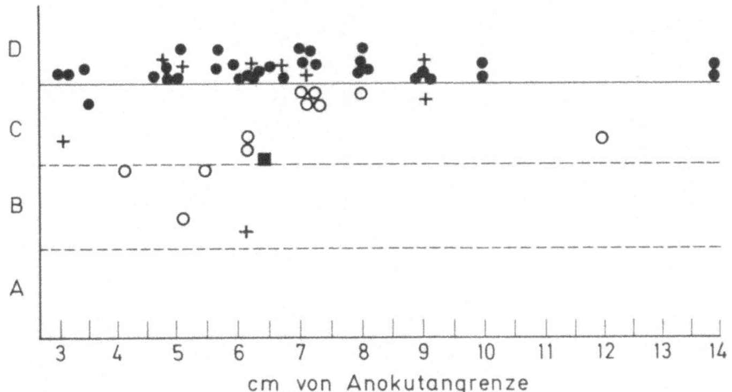

Abb. 7. Klinische Kontinenzbeurteilung im 2. postoperativen Halbjahr in Abhängigkeit von der Anastomosenhöhe. (■ lokales Tumorrezidiv an der Anastomose; weitere Erläuterung s. Abb. 6)

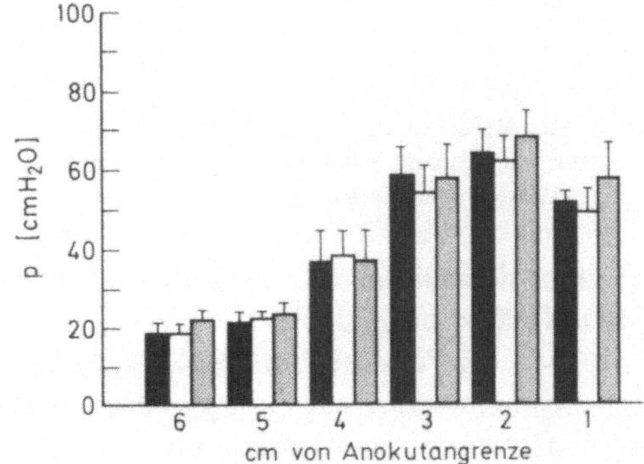

Abb. 8 Postoperative Ruhedruckprofile, 6 Monate nach tiefer anteriorer Rektumresektion bei verschiedenen Anastomosennahttechniken ($\bar{x} \pm SD$). A (n = 21), □ B (n = 22), ▩ C (n = 12) ■

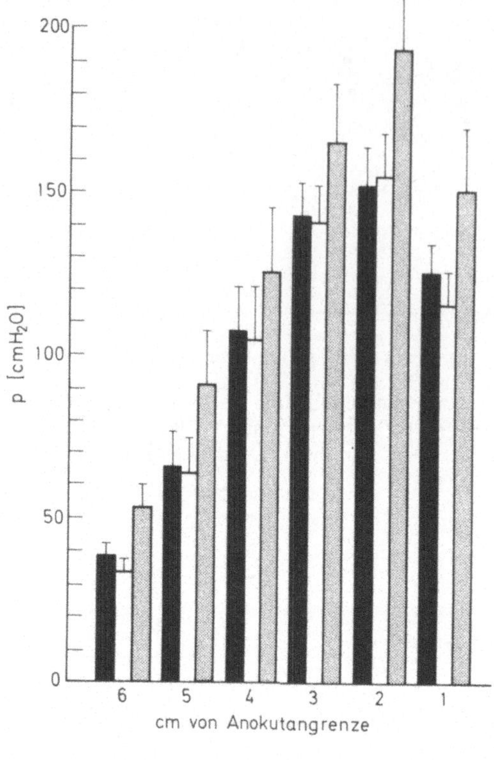

Abb. 9. Postoperative anorektale Druckprofile bei willkürlicher Sphinkterkontraktion, 6 Monate nach tiefer anteriorer Rektumresektion ($\bar{x}$ ± SD) ■ A (n = 21), □ B (n = 22), ▩ C (n = 12)

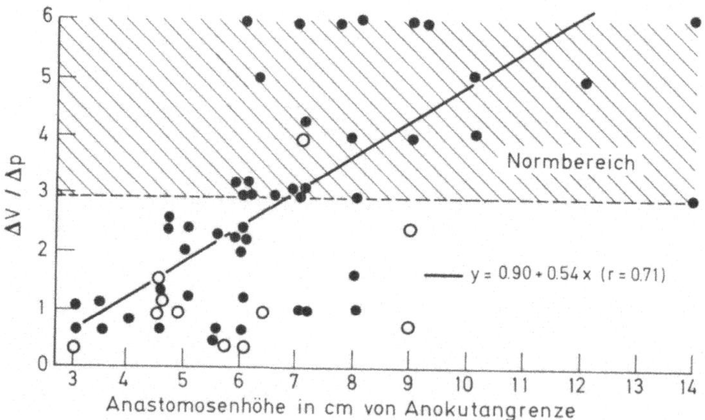

Abb. 10. Reservoirfunktion des Neorektums im 1. postoperativen Quartal nach tiefer anteriorer Rektumresektion in Abhängigkeit zur Höhenlokalisation der Anastomose. (○ gestörte, ● ungestörte Anastomosenheilung)

genüber den präoperativen Befunden zu beobachten. Dies betrifft auch die anale Sensibilitätszone (Tabelle 4).

Auch bei Patienten mit Kontinenzstörungen im 1. postoperativen Quartal ließen sich keine oder nur geringgradige Einschränkungen der analen Verschlußfunktion nachweisen, wohl aber eine Verminderung der Reservoirfunktion des „neuen

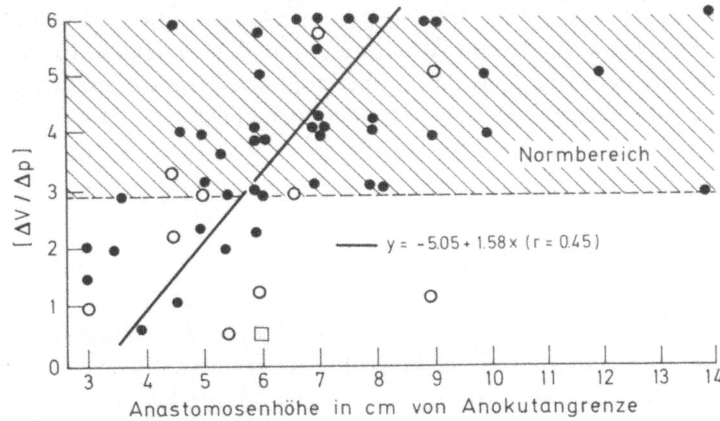

Abb. 11. Reservoirfunktion des Neorektums im 2. postoperativen Halbjahr nach tiefer anteriorer Rektumresektion in Abhängigkeit zur Höhenlokalisation der Anastomose. (○ gestörte, ● ungestörte Anastomosenheilung; □ Tumorrezidiv an Anastomose)

Rektums", die eine annähernd lineare Verminderung in Abhängigkeit zur Anastomosenlokalisation zeigte (Abb. 10). Innerhalb des 1. postoperativen Quartals lag in allen Fällen bei einer Anastomosenhöhe von weniger als 6 cm zur Anokutangrenze eine deutlich verminderte Speicherfähigkeit des Neorektums im Vergleich zur Kontrollgruppe gleichaltriger Patienten vor. Bei der Kontrollgruppe lag der Medianwert für die Reservoirfunktion $\left(\frac{\Delta V}{\Delta p}\right)$ bei 4 (3–6). Bei Anastomosenheilungsstörungen mit Dehiszenz oder präsakraler Fistel wurde die Verminderung der Speicherfunktion besonders deutlich.

Im 2. postoperativen Halbjahr trat in allen Fällen eine Besserung der Reservoirfunktion ein, auch in Fällen mit Anastomosenheilungsstörungen (Abb. 11). Bei einer Anastomosenlokalisation über 6 cm zur Anokutangrenze fand sich bis auf eine Ausnahme (Anastomosendehiszenz bei 9 cm) wieder eine normale Speicherfunktion im Neorektum.

4 Beantwortung der Studienfragen

1) Die verschiedenen Nahttechniken (Handnaht oder maschinelle Naht) ziehen keine unterschiedlichen Auswirkungen auf die Kontinenzfunktionen nach sich.
2) Tiefe Rektumresektionen sind bis zu einer Höhe von 3 cm zur Anokutangrenze möglich. Bei ungestörter Anastomosenheilung treten keine bleibenden Kontinenzeinschränkungen auf. Bei Anastomosen, die tiefer als 6 cm zur Anokutangrenze liegen, sind postoperative Einschränkungen der Speicherkapazität im Neorektum zu erwarten, die zu einer vorübergehenden klinischen Kontinenzver-

minderung führen können. Bei einer Anastomosenlokalisation oberhalb von 6 cm ist keine bleibende Auswirkung auf die anorektale Kontinenz zu befürchten.

3) Bei gestörter Anastomosenheilung ist die Einschränkung der Speicherkapazität des „neuen Rektums" besonders ausgeprägt.

5 Diskussion

Um Fragen der analen Kontinenz nach tiefer Rektumresektion klären zu können, ist es erforderlich, diese Funktion zu definieren und zu objektivieren. Dies ist schwierig (Watts et al. 1964) und durch die alleinige Befragung des Patienten nicht möglich (Holschneider u. Köppke 1975). Wir haben deshalb in einem systematischen Fragebogen eine Reihe von Kontinenzeigenschaften durch einen Punkteschlüssel beschrieben und diese klinischen Angaben in 4 unterschiedliche Kontinenzkategorien eingereiht. Dabei stellten wir zwischen die beiden gut definierbaren Eckwerte der Kontinenz, nämlich vollständige Kontinenz und komplette Inkontinenz als weitere Unterteilung die Fein- und Grobkontinenzstörung. Zusätzlich zu diesen klinischen Daten führten wir bei allen Patienten prä- und postoperativ manometrische Untersuchungen des Anorektums durch, um meßbare Daten zu erzielen, die die Verschlußleistung des Enddarmes dokumentierten. Unter den verschiedenen Meßtechniken (Hill et al. 1960; Schuster et al. 1965; Collins et al. 1969; Holschneider 1974) haben wir uns für die Perfusionsmanometrie entschieden, da diese Untersuchungstechnik den Analkanal am wenigsten irritiert und damit reproduzierbare Ergebnisse möglich sind (Holschneider 1977; Read et al. 1979).

Eine wichtige funktionelle Komponente der anorektalen Kontinenz ist das Zusammenspiel des Analkanals mit seiner muskulären Verschlußkraft und der Rektumampulle mit ihrer Speicherfähigkeit. Beide Organe wirken synergistisch, wie wir aus Modelluntersuchungen wissen (Jostarndt 1984). Dabei ist die Kontinenz solange gewährleistet, als die muskuläre Verschlußkraft des Analkanals größer ist als die Austreibungskraft im Rektum. Letztere kann bei schwer entzündlichen Veränderungen in der Mastdarmampulle, bei Rigidität der Darmwand, aber auch nach resezierenden Maßnahmen am Rektum erhöht sein. Insofern sind nach diesen Eingriffen Minderungen der analen Kontinenz möglich, zumindestens aber resultiert eine Mehrbelastung für den analen Sphinkterapparat.

Unser Ziel war es, sowohl die Verschlußkraft des Analkanals als auch die Speicherfunktion des Rektumrestes zu registrieren. Deshalb wurde bei allen Patienten präoperativ ein manometrischer Status erhoben. Ausgenommen davon blieb präoperativ die Speicherfunktion des Mastdarms, denn diese war nicht meßbar, da bei fast allen unserer Patienten ein Rektumkarzinom vorlag und hier keine der Norm entsprechenden Werte zu erwarten war. Wir haben aus diesem Grunde als Vergleichswerte die Speicherfunktion bei 20 gesunden Kontrollpersonen mit entsprechender Alters- und Geschlechtsverteilung herangezogen. Als ein Maß für die Elastizitätseigenschaft der Rektumwand und der damit verbundenen Fähigkeit zur Stuhlspeicherung bestimmten wir, ähnlich wie andere Autoren (Eisner 1971; Meunier u. Mollard 1977; Gross et al. 1980), den Quotienten aus der Füllungszunahme im Mastdarm durch Ballonblähung und dem daraus resultierenden initialen Druckanstieg im unteren Rektumdrittel. Dieser Wert gibt die Compliance der Mastdarmampulle wieder (Holschneider 1977).

Wie unsere Ergebnisse zeigen, führte die Nahttechnik per se zu keiner unterschiedlichen Auswirkung auf die Kontinenzfunktion. Bei einer vergleichbaren Anastomosenlokalisation von etwa 6 cm zur Anokutangrenze ließ sich in beiden Gruppen nach hand- und maschinell erstellter Anastomose keine meßbare Funktionsminderung des Enddarmverschlusses nachweisen. Dies trifft für den Analverschluß zu – hier decken sich unsere Ergebnisse mit denen anderer Autoren (Williams et al. 1980) –, aber auch für die Reservoireigenschaften des Neorektums. Die postoperative Kontinenz ist damit nicht von der Nahttechnik der Anastomose abhängig, sondern richtet sich nach der Heilung und Lokalisation der Anastomose. Wie unsere Ergebnisse belegen, ließ sich eine nahezu lineare Beziehung zwischen der Verminderung der Reservoireigenschaft des Neorektums und der Anastomosenhöhe nachweisen. Ergänzend dazu war erkennbar, daß bei einer Anastomosenlokalisation von mehr als 6 cm nach einem halben Jahr keine meßbare Abweichungen der Speicherfähigkeit von der Norm mehr vorhanden waren. Die Anastomosen waren zum großen Teil nur durch eine Zökalfistel entlastet worden. Bei Anastomosenheilungsstörungen, insbesondere in einem Bereich von weniger als 6 cm zur Anokutangrenze, war eine Verminderung der Reservoireigenschaft besonders deutlich. Aber auch in diesen Fällen fanden wir postoperativ wieder eine Verbesserung bei unverändertem Befund des Analverschlusses und der analen Sensibilität. Dies deckt sich mit Ergebnissen anderer Autoren (Keighley u. Matheson 1980).

Unsere manometrischen Ergebnisse stehen im Einklang mit den Kontinenzangaben der Patienten. Es zeichnete sich nämlich häufig mit einer postoperativen Verminderung der Speicherfunktion auch eine klinische Kontinenzverschlechterung ab, die sich in demselben Ausmaß wie die Reservoireigenschaft wieder besserte. Diese Beobachtung unterstreicht die Bedeutung der Mastdarmampulle für die anale Kontinenz, da, wenn sie fehlt, der anale Sphinkterapparat eine Mehrbelastung in seiner Verschlußleistung erfährt, insbesondere dann, wenn Heilungsstörungen an der Anastomose auftreten. Dies war bei 4/11 unserer Patienten der Fall, bei denen durch eine starke Reduzierung der Darmwandelastizität im Anastomosenbereich eine Verschlechterung der Kontinenz bemerkbar wurde.

Die Wichtigkeit einer prospektiven Datenerfassung, speziell bei Fragen der analen Kontinenz, äußert sich darin, daß bei einer Reihe unserer Patienten bereits präoperativ Kontinenzmängel bestanden, die auch postoperativ unverändert bestehen blieben. Hätte man hier retrospektive Analysen vorgenommen, wären fälschlicherweise diese Fälle mit analer Verschlußschwäche zu Lasten des operativen Eingriffs gegangen.

Unsere prospektiven Ergebnisse lassen den Schluß zu, daß bei sehr tief gelegenen Anastomosen (3–5 cm zur Anokutangrenze) keine bleibenden Kontinenzschwächen zu erwarten sind. Ausgenommen davon sind die Fälle mit ausgedehnten Heilungsstörungen im Anastomosenbereich.

Eine für den Chirurgen wichtige Trennlinie ist bei einer Anastomosenlokalisation von 6 cm zur Anokutangrenze zu ziehen. Höher gelegene Anastomosen ziehen weder manometrisch noch klinisch Funktionsveränderungen in der Kontinenz nach sich. In Fällen mit tiefer gelegenen Anastomosen (3–5 cm zur Anokutangrenze) sind leichte Kontinenzverschlechterungen innerhalb der ersten 6 postoperativen Monate möglich. Diese sind erklärbar durch eine vorübergehende Minderung der Reservoirfunktion und nicht durch eine Schwächung des Analverschlusses. Aus funktioneller Sicht ist es deshalb vertretbar, Anastomosen bis zu einer Höhe von 3 cm zur Anokutangrenze anzulegen. Kontinenzschwächen sind dabei nur temporär und bessern sich mit dem Wiederanstieg der Speicherkapazität im Neorektum.

Um abschätzen zu können, in wieweit mit Kontinenzschwächen postoperativ zu rechnen ist, empfehlen wir, *vor* jeder tiefen Rektumresektion eine manometrische Funktionskontrolle des Anorektums vorzunehmen, um diese bei der Operationstechnik eventuell berücksichtigen zu können.

6 Zusammenfassung

Bei 60 Patienten wurden in einer prospektiven Studie klinische und perfusionsmanometrische Kontinenzuntersuchungen vorgenommen und der Einfluß unterschiedlicher Nahttechniken und Anastomosenlokalisationen auf das postoperative Kontinenzverhalten analysiert. Handgenähte Anastomosen und maschinelle Anastomosen hatten keinen unterschiedlichen Einfluß auf die Kontinenz. Abhängig von der Anastomosenlokalisation kam es bei Anastomosen unterhalb einer funktionellen Trennlinie von 6 cm zur Anokutangrenze zu postoperativen Einschränkungen der Reservoirfunktion im Ersatzrektum, die mit vorübergehenden Kontinenzstörungen einhergingen. Die Kontinenz normalisierte sich im 2. postoperativen Halbjahr, ebenso besserte sich die Reservoirfunktion. Die anale Verschlußfunktion änderte sich postoperativ nicht. Patienten mit Anastomosen oberhalb von 6 cm zur Anokutangrenze zeigten bei normaler Anastomosenheilung klinisch und manometrisch keine Kontinenzstörungen.

Bei 4 von 11 Patienten mit Anastomosenheilungsstörungen traten Kontinenzstörungen auf, die auch nach einem halben Jahr postoperativ noch bestehen blieben.

7 Literatur

Collins CD, Brown BH, Whittacker GE, Duthie HL (1969) New method of measuring forces in the anal canal. Gut 10: 160–163

Eisner M (1971) Funktionelle Untersuchungen an Rektum und Anus. Schweiz Med Wochenschr 101: 1549–1555

Gross E, Beersieck F, Eigler FW (1980) Sphinkterfunktion nach peranalen Anastomosen. Langenbecks Arch Chir 353: 207–216

Hill RI, Kelly ML, Schlegel IF, Code CF (1960) Pressure profile of the rectum and anus of healthy persons. Dis Colon Rectum 3: 203–209

Holschneider AM (1974) Moderne Funktionsdiagnostik anorektaler Erkrankungen im Kindesalter. Münch Med Wochenschr 116: 1129–1138
Holschneider AM (1977a) Manometrie des Anorektum. Z Gastroenterol 15: 215–221
Holschneider AM (1977b) Elektromanometrie des Enddarmes. Urban & Schwarzenberg, München Wien Baltimore
Holschneider AM, Köppke W (1975) Was leistet die Elektromanometrie in der Diagnostik anorektaler Erkrankungen? Eine Discriminanz analytische Untersuchung. Z Kinderchir 16: 411–421
Iwai N, Hashimoto K, Yamane T, Kojima O, Nishioka B, Fujita Y, Chajama S (1982) Physiologic status of the anorectum following sphincter-saving resection for carcinoma of the rectum. Dis Colon Rectum 25: 652–659
Jostarndt L (1984) Die Bedeutung der Manometrie in der Funktionsdiagnostik der analen Kontinenz. Fortschr Med 10: 269–271
Keighley MRB, Matheson D (1980) Functional results of rectal excision and endoanal anastomoses. Br J Surg 67: 757–761
Keller U, Schärli A (1972) Funktionelle Ergebnisse nach Operationen anorektaler Mißbildungen. Z Kinderchir 11: 67–78
Lane RHS, Parks AG (1977) Function of the anal sphincters following colo-anal anastomosis. Br J Surg 64: 596–599
Meunier P, Mollard P (1977) Control of the internal anal sphincter with human subjects. Pflügers Arch 370: 233–239
Raguse T, Braun I (1980) Funktionelle Ergebnisse nach tiefer Kontinenzresektion mit intrapelviner und extraanaler Anastomose. In: Reifferscheid M, Langer S (Hrsg) Der Mastdarmkrebs. Thieme, Stuttgart New York
Ravitch MM, Steichen MF (1979) A stapling instrument for end-to-end inverting anastomoses in the gastrointestinal tract. Am Surg 189: 791–797
Read NW, Harford WV, Schmulen AC, Read MG, Awa SC, Fortran IS (1979) A clinical study of patients with fecal incontinence and diarrhea. Gastroenterology 76: 747–756
Schuster MM, Hockmann P, Hendrix TR, Mendeloff A (1965) Simultaneous manometric recording of internal and external anal sphincter reflexes. Bull J Hopkins Hosp 116: 79–88
Schweiger M, Schellerer W, Kuypers G (1977) Kontinenz nach tiefer Rektumresektion. Langenbecks Arch Chir 343: 281–292
Thiede A, Schubert G, Poser HL, Jostarndt L (1984) Zur Technik der Rektumanastomosen bei Rektumresektionen. Eine kontrollierte Studie: Instrumentelle Naht versus Handnaht. Chirurg 55, 326–335
Watts IM, Bennett RC, Goligher IC (1964) Stretching of anal sphincter in treatment of fissure in ano. Br Med J I: 343–345
Williams NS, Price R, Johnston D (1980) The long term effect of sphincter preserving operations for rectal carcinoma on function of the anal sphincter in man. Br J Surg 67: 203–208

Voraussetzungen und Durchführung einer perioperativen Antibiotikaprophylaxe am Beispiel kolorektaler Operationen

M. Erttmann, A. Thiede, L. Jostarndt, K.-H. Vestweber, U. Ullmann, und H. Hamelmann

Inhaltsverzeichnis

1 Einleitung und Studienfragen

Postoperative Wundinfektionen sind häufig harmlose, gelegentlich jedoch schwerwiegende Komplikationen, in deren Folge es zum letalen Ausgang einer chirurgisch therapierten Erkrankung kommen kann. Die Infektion selbst, ebenso die durch sie implizierte Verlängerung der relativen Immobilisation und der Krankenhausverweildauer erhöht insbesondere beim Risikopatienten die Rate der postoperativen Frühmortalität. Alter, kardiorespiratorische Funktionslage und Kooperationsfähigkeit des Patienten sind beispielsweise einige Faktoren, welche in diesem Zusammenhang eine entscheidende Rolle spielen.

Eine Fülle prophylaktischer perioperativer Maßnahmen tragen diesen Risiken Rechnung. Es seien nur als Beispiel erwähnt: physiotherapeutische Mobilisation und Atemgymnastik, Digitalisierung, Antibiotikaprophylaxe.

Der Chirurg selbst ist für die Durchführung dieser allgemeinen prophylaktischen Maßnahmen verantwortlich. Daneben stellt sich ihm das Problem der perioperativen Prävention exogener und endogener Infektionen. Die Verhinderung exogener Infektionen ist eng an den Hygienestandard und die Anwendung der Asepsis gekoppelt. Kreuzinfektionen von anderen Patienten sind Ursache des infektiösen Hospitalismus. Nur rationaler, restriktiver Antibiotikaeinsatz kann die gefährliche Resistenzentwicklung verhindern.

Endogene Infektionen sind im operativen Fach dort bedeutsam, wo durch die Operation selbst eine relevante Kontamination stattfindet. Abhängig vom Ausmaß der Kontamination kann ein prophylaktischer Einsatz von Antibiotika sinnvoll sein.

Diese Idee begründete Burke (1961) in seiner Arbeit über den prophylaktischen Antibiotikaeinsatz bei experimentell gesetzten Incisionen.

Andererseits können Patientenfaktoren einen sinnvollen prophylaktischen Antibiotikaeinsatz begründen.

Studienfragen

1) Was ist unter Antibiotikaprophylaxe zu verstehen?
2) Welche Konzepte der Anwendung gibt es (Dauer, Applikationsform)?
3) Wann hat eine Antibiotikaprophylaxe Sinn?
4) Welche Vor- und Nachteile sind theoretisch zu diskutieren?
5) Welche Faktoren sind bei der Antibiotikaprophylaxe zu berücksichtigen?
6) Wie ist der Wert einer Antibiotikaprophylaxe heute zu sichern?
7) Bei welchen gastrointestinalen Operationsverfahren ist derzeit eine Antibiotikaprophylaxe sinnvoll?

8) Welche Schritte haben wir zur Sicherung der Antibiotikaprophylaxe in der Kolonchirurgie unternommen?
9) Warum kann eine Antibiotikaprophylaxe die postoperative Infektionsrate nie völlig verhindern?

2 Voraussetzungen und Anwendungsaspekte

Definition

Hamelmann (1979) definiert die perioperative Antibiotikaprophylaxe als Antibiotikaeinsatz zur Verhinderung von Infektionen bei sauberem oder nur potentiell kontaminiertem Operationsfeld oder Organsystem. Dieses Ziel soll 1) durch Reduzierung der kontaminierenden inokulierten Keimzahl und 2) durch bakterizide Gewebespiegel im Operationsfeld erreicht werden.

Prophylaxekonzepte

Bezeichnung	*Beginn und Dauer*		*Hospitalismus*
1) Prophylaxe bzw. Langzeitbehandlung	präoperativ	(Tage)	▽
2) Kurzzeitprophylaxe	präoperativ	(24–48 h)	
3) Ultrakurzzeitprophylaxe	a) präoperativ, b) Operationsende		
4) Single-dose-Prophylaxe	Eine Injektion bei Narkosebeginn		

- Die Prophylaxe beginnt 12–2 h präoperativ und dauert Tage.
- Die Kurzzeitprophylaxe beginnt ca. 2 h vor der Operation und wird für 24–48 h fortgeführt.
- Die Ultrakurzzeitprophylaxe beginnt bei Narkoseeinleitung und sieht eine zweite Gabe am Operationsende vor.
- Mit Single-dose-Prophylaxe wird die einmalige Antibiotikagabe bei Narkoseeinleitung bezeichnet.

Je kürzer der Antibiotikawirkspiegel im Serum und Gewebe vorliegt, desto geringer sind die Gefahren, die mit der Antibiotikagabe verbunden sind, wie z. B. allergische Reaktionen, toxische Einflüsse und Keimselektionen. Die Frequenz der Antibiotikaapplikation richtet sich nach den berechenbaren Gewebespiegeln unter Berücksichtigung der Eliminationshalbwertszeit des einzelnen Antibiotikums. Die Indikation zur Ultrakurzzeit- oder Single-dose-Prophylaxe ergibt sich ausschließlich aus verschieden langen Eliminationshalbwertszeiten der eingesetzten Antibiotika unter der Voraussetzung, daß während des Eingriffs bakterizide Serumspiegel garantiert sein sollen.

Applikationsformen

Als Applikationsformen sind 3 Wege möglich:
a) systemisch (*Wirkung* + +),
b) enteral, 1. oral, 2. als Suppositorium transanal (*Wirkung* +),
c) lokal (*Wirkung*?).

Die systemische Gabe ist der enteralen wegen der Praktikabilität und der Kalkulierbarkeit der Serumspiegel überlegen (Keighley et al. 1979). Die lokale Applikation eines Antibiotikums kann nur nach der Kontamination erfolgen, stellt also keine eigentliche Prophylaxe dar. Im weiteren beschränken sich die Erörterungen auf die praktikabelsten Wege der systemischen, d.h. parenteralen Antibiotikaprophylaxe und den Antibiotikazusatz zur orthograden Spülung.

Vor- und Nachteile der Prophylaxe

Vorteile. Die durch Antibiotikaprophylaxe zu erzielenden Vorteile sind die Senkung der postoperativen Infektionskomplikationen, die damit verbundene Verkürzung der Krankenhausverweildauer und Einsparungen bei den Gesamtkrankenkosten. Sekundäre Komplikationen wie Pneumonie, Thrombose und Harnwegsinfekt sind häufig Folge einer durch Wunddehiszenz bedingten, relativen Immobilisation des Patienten.

Nachteile. Aus mikrobiologischer Sicht ist die durch Antibiotikaeinsatz induzierte Erregerselektion und Resistenzentwicklung ein wesentlicher Faktor des infektiösen Hospitalismus. Der Patient selbst ist folgenden Antibiotikanebenwirkungen ausgesetzt:
- allergisch-anaphylaktoide Reaktionen,
- toxische Schäden (Nephro-, Neuro-, Hepato- und Myelotoxizität),
- gastrointestinale Störungen,
- Interferenz mit den Immunabwehrmechanismen,
- Selektion hochresistenter Keime,
- Pilzinfektionen,
- Gerinnungsstörungen (vgl. Hamelmann et al. 1981).

Je kürzer das gewählte Prophylaxekonzept dauert, desto geringer ist die Gefahr der genannten Nachteile zu bewerten.

Ziel der Antibiotikaprophylaxe: a) präoperative Reduktion der bakteriellen Flora,
b) ausreichender Antibiotikagewebespiegel während der Operation.

Vorteile:	niedrigere Infektionsrate nach Operationen, kürzere Liegezeiten, Ersparnis der Gesamtkrankenkosten.	
Nachteile:	zunehmende Erregerselektion, Induktion einer ansteigenden Resistenzentwicklung.	Gefahr des Hospitalismus.

Nebenwirkungen beim Patienten:
- allergisch-anaphylaktische Reaktionen, lokale und gastrointestinale Störungen;
- toxische Schäden, z.B. an Leber, Niere, Knochenmark und Nerven;
- Selektion hochresistenter Erreger;
- Pilzinfektionen;
- Gerinnungsstörungen.

Allgemeine Indikation

Eine Antibiotikaprophylaxe ist dann sinnvoll, wenn bei kritischer Wertung die obengenannten Vorteile die Nachteile überwiegen. Dies ist z.B. dann zu erwarten, wenn ein hoher Kontaminationsgrad eine entsprechend hohe Wundinfektionsrate

Tabelle 1. Auftreten der Wundinfektion in Abhängigkeit vom Wundtyp. (Nach NRC 1964; Cruse u. Foord 1980; Cruse 1981)

Wundtyp	Definition	Beobachtete Fälle n	Infektionsrate
1 Sauber	Alle aseptischen Operationen ohne Eröffnung von Gastrointestinaltrakt, Respirationstrakt, Urogenitaltrakt	47054	732 (1,5%)
2 Sauber kontaminiert	Saubere Operationen mit Eröffnung von oberem Gastrointestinaltrakt, Respirationstrakt, Urogenitaltrakt	9370	720 (7,7%)
3 Kontaminiert	Operation bei akuter Entzündung und/oder Entleerung größerer Flüssigkeitsmengen aus Hohlorganen, aber ohne Eiteransammlung. Versorgung frischer Verletzungen mit Durchbrechung der Asepsis	4442	676 (15,2%)
4 Schmutzig	Operationen bei Eiteransammlung oder perforierten Hohlorganen, alte infizierte Verletzungen	2093	832 (40,0%)
1–4	Gesamt	62959	2960 (4,7%)

bedingt. Cruse (1981) sowie Cruse u. Foord (1980) haben in Anlehnung an das National Research Council (1964) 4 verschiedene Wundtypen entsprechende Operationstypen zugeordnet (Tabelle 1).

1) *Sauber:* Darunter sind alle aseptischen Operationen ohne Eröffnung vom Gastrointestinaltrakt, Respirationstrakt oder Genitaltrakt zu verstehen. Die durchschnittliche Infektionsrate beträgt 1,5%.
2) *Sauber kontaminiert:* Bei diesem Definitionstyp handelt es sich um eine saubere Operation mit Eröffnung des oberen Gastrointestinaltrakts, des Respirationstrakts oder des Urogenitaltrakts. Die durchschnittliche Wundinfektionsrate bei diesen Operationen liegt bei 7,7%.
3) *Kontaminiert:* Dieser Wundtyp umfaßt Wunden bei akuter Entzündung oder bei Entleerung größerer Flüssigkeitsmengen aus Hohlorganen, aber ohne Eiteransammlung, Operationen mit Eröffnung des Kolons fallen unter diesen Definitionstyp, weiterhin die Versorgung frischer Verletzungen mit Durchbrechung der Asepsis.
4) *Schmutzig:* Hier handelt es sich um Wunden, bei denen eine Eiteransammlung oder ein perforiertes Hohlorgan vorhanden sind oder alte infizierte Verletzungen vorliegen; es ist mit einer Infektionsrate von 40% zu rechnen.

Diese kalkulierbaren Infektionsraten erlauben schon eine Aussage über die Indikation einer Antibiotikaprophylaxe. Bei den Wundtypen 1 und 2 ist ein prophylaktischer Antibiotikaeinsatz nur dann diskutabel, wenn eine Wundinfektion mit hoher Sicherheit deletäre Folgen hätte, z.B. beim alloplastischen Herzklappen- oder Gefäßersatz. Sicher ist eine Antibiotikaprophylaxe beim Wundtyp 3 sinnvoll; beim Wundtyp 4 geschieht der Antibiotikaeinsatz nicht mehr prophylaktisch, sondern therapeutisch. Bei Abwägung der Vor- und Nachteile der Antibiotikaprophylaxe begründet der Kontaminationsgrad also im wesentlichen ihre Indikation. Weiterhin gehen in die Überlegungen zur Indikation ggf. Patientenfaktoren ein.

Risikofaktoren. Hierzu zählen v.a. hohes Alter, Schwächung der Immunabwehr, Adipositas, Malnutrition, Diabetes mellitus und Durchblutungsstörungen. Zur Abschätzung dieser Risikofaktoren bestehen außer bei der Beurteilung des Immunstatus kaum Schwierigkeiten. Der Erfassung der Abwehrlage wird zunehmend Bedeutung beigemessen. Es ist möglich, Immunglobulin- und Komplementkonzentrationen zu bestimmen, weiterhin die Granulozyten- und die Lymphozytenfunktion. Als Standardantigentests bieten sich die mit PPD („purified protein derivative" aus Tuberkelbakterien), Trichophyton, Mumps und andere an. Die klinische Wertigkeit dieser Standardantigentests ist z.Z. jedoch noch nicht eindeutig belegt, so daß die Ergebnisse nur mit Vorbehalt verwertbar sind.

Welche Faktoren sind bei der Antibiotikaprophylaxe zu berücksichtigen?

1) Länge des Eingriffs:	a) Eingriffe kürzer als 2 h: – Single-dose-Prophylaxe bzw. Ultrakurzzeitprophylaxe. b) Eingriffe länger als 3 h: – Ultrakurzzeitprophylaxe, Kurzzeitprophylaxe.
2) Art des Eingriffs:	Antibiotikaauswahl in Relation zum kontaminierenden Erregerspektrum.
3) Resistenzlage des Patienten:	a) Berücksichtigung zuvor verabreichter Antibiotika, b) Berücksichtigung des Immunstatus bzw. der Resistenz des Patienten (Messung von Immunglobulinen und Komplement, Bestimmung der Granulozyten- und Lymphozytenfunktion). Standardantigentests: PPD, Trichophyton, Mumps, Candida, Varidase, DNCB (vgl. Cruse 1981).
4) Erreichung der optimalen Serum- und Gewebespiegel (Pharmakokinetik):	a) bei der Eröffnung der Gewebe, b) während der Operation, c) beim Wundverschluß.

Antibiotikumauswahlkriterien

An das zur perioperativen Prophylaxe verwendete Antibiotikum wird eine Reihe von Forderungen gestellt.

Obligat sind folgende:

- Das Antibiotikum muß das kalkulierte Erregerspektrum erfassen.
- Die pharmakokinetischen Eigenschaften müssen perioperativ Gewebespiegel im Operationsfeld garantieren, welche oberhalb der minimalen Hemmkonzentration der zu erfassenden Keime liegen.
- Die Eliminationshalbwertszeit des Antibiotikums muß mit dem gewählten Prophylaxekonzept korrelieren.
- Das verwendete Antibiotikum sollte nicht breit in der Therapie eingesetzt werden.

Fakultativ zu fordernde Bedingungen sind:

- Das Antibiotikum soll möglichst keine allergischen und toxischen Eigenschaften besitzen.

● Bei länger hospitalisierten Patienten sollte ein β-laktamasestabiles Antibiotikum verwendet werden.

● Eine Antibiotikavorbehandlung muß entsprechend berücksichtigt werden.

2.1 Klinische Sicherung der Wertigkeit einer Antibiotikaprophylaxe

Der Wert einer Antibiotikaprophylaxe muß unter Berücksichtigung der genannten Voraussetzungen klinisch gesichert werden. Mikrobiologische In-vitro-Untersuchungen wie Keimnachweis und Keimzahlbestimmung, Antibiotikaspiegelbestimmung in Serum und Gewebe ergeben nur Befunde mit mittelbarer klinischer Relevanz. Die Wertigkeit einer Behandlungsform läßt sich nur in vivo klären, d.h. durch klinische Studien, in denen prospektiv möglichst der Vergleich von Test- und Kontrollgruppen vorgenommen wird. Für die gastrointestinale Chirurgie zeigen Di Piro et al. (1983) den Wert der Antibiotikaprophylaxe bei einigen Operationstypen, bei denen durch kontrollierte klinische Studien die positive Wirkung der Antibiotikaprophylaxe gesichert ist (Tabelle 2).

Magenchirurgie

Bei Magenresektion wegen Karzinom, besonders bei der Magenausgangsstenose oder beim Zweiteingriff am resezierten Magen ist davon auszugehen, daß vom pH-Wert abhängig eine Keimbesiedlung durch die Flora des Nasen-Rachen-Raums erfolgt. Bei einem pH-Wert über 4 muß mit einer Keimzahl von 10^6 pro ml

Tabelle 2. Beispielhafter Wert der Antibiotikaprophylaxe in der gastrointestinalen Chirurgie. (Nach Di Piro et al. 1983)

Operationstyp	Keimspektrum	Überwiegend verwendete Substanzgruppe	Applikationsweg	Senkung der Infektionsrate (%)
Magenresektion bei Karzinom; Zweiteingriff nach Magenresektion	Aerobier und Anaerobier: Konzentration abhängig vom pH-Wert (10^6/ml)	Cephalosporine	Parenteral	ca. 30–5
Komplizierte Gallenblasen-, Gallenwegseingriffe	Aerobier: E. coli Klebsiellen Proteusbakterien	Cephalosporine	Parenteral	ca. 20–3
Appendektomie bei Entzündung	Aerobier: E. coli und Anaerobier: Bakterioides species	Cephalosporine, Metronidazol, Aminoglykoside	Parenteral	ca. 25–7
Kolonresektionen	Aerobier und Anaerobier 1/1000	Cephalosporine Penicilline Metronidazol Aminoglykoside	Carenteral, enteral	ca. 40–6

Magensaft gerechnet werden, wobei das Verhältnis von aeroben zu anaeroben Erregern ca. 1:10 beträgt (Werner 1981).

Prophylaktisch parenteral applizierte Breitbandantibiotika aus der Gruppe der Zephalosporine der 2. und 3. Generation konnten die Infektionsraten gegenüber Kontrollgruppen von ca. 30% auf 5% senken (Donovan 1981; Lewis et al. 1982; Stone et al. 1976).

Gallenwegschirurgie

Bei komplizierten Gallenblasen- und Gallenwegseingriffen bei Patienten, die 70 Jahre und älter sind, bei Gallensteinträgern mit und ohne Gelbsucht und bei Operationen kurz nach akuter Cholezystitis sieht Keighley eine Indikation zur Antibiotikaprophylaxe (Keighley et al. 1975, Wittmann 1983). Durch eine Prophylaxe mit einem Antibiotikum, welches gute Wirksamkeit gegenüber E. coli, Enterokokken, Streptokokken, Klebsiella und Proteus aufweist, läßt sich die Wundinfektionsrate von 25% auf 7% senken. Anaerobe Keime spielen bei Infektionen nach Gallenwegseingriffen eine untergeordnete Rolle.

Bei der Auswahl des Antibiotikums kommt es nicht so sehr auf die biliäre Exkretion des Antibiotikums, sondern vielmehr auf die ausreichend hohen Gewebekonzentrationen im Operationsgebiet an, um bei Kontamination das „Angehen" einer Infektion zu verhindern (Keighley et al. 1976).

Appendizitis

Bei Wundheilungsstörungen nach akuter Appendizitis sind Bacteroides species und E. coli verantwortliche Leitkeime (Werner 1981). Die Prävention von Wundinfektionen stellt dann streng definitionsgemäß eine Therapie dar, besonders, wenn es sich um eine perforierte oder gangränöse Appendizitis handelt. Cephalosporine, Aminoglykoside und Metronidazol sind von verschiedenen Autoren zur Prävention der Wundheilungsstörung intra- und postoperativ eingesetzt worden, wobei die Rate der Wundinfektionen von ca. 25% auf 7% gesenkt werden konnte (Di Piro et al. 1983).

Kolorektale Chirurgie

Elektive Kolonresektionen stellen die am besten gesicherte Indikationsgruppe für eine Antibiotikaprophylaxe dar (Thiede et al., 1984a). Das Keimreservoir als Quelle postoperativer endogener infektiöser Komplikationen in der kolorektalen Chirurgie stellt die Dickdarmflora dar. Das Verhältnis anaerober zur aeroben Mikroorganismen liegt bei 1000:1. Leitkeim ist Bacteroides fragilis (Werner 1981). Im Regelfall handelt es sich bei den entstehenden Wundinfektionen um eine aerob-anaerobe Mischflora. Bei den aeroben Keimen stehen E. coli an der Spitze der nachgewiesenen Isolate, es folgen Proteus, Enterokokken und Klebsiella.

Eine Fülle klinischer Studien konnte die Wertigkeit der Antibiotikaprophylaxe selbst bei verschiedenen Applikationsformen und Prophylaxeschemata belegen. Sie können eine Senkung der Infektionsrate von ca. 40% auf 6% bewirken. Gepoolte Daten lassen mit allem Vorbehalt Schlüsse auf eine Senkung der Letalität zu (Baum et al. 1981).

2.2 Kieler Studien zur Antibiotikaprophylaxe in der kolorektalen Chirurgie

In drei Studien, welche in der Chirurgischen Universitätsklinik in Kiel durchgeführt wurden, konnten am Beispiel der Kolonchirurgie verschiedene Prophylaxeschemata analysiert werden (Tabelle 3). Die erste Studie, welche Jostarndt et al. (1981) veröffentlichten, war als kontrollierte Studie angelegt. Sie stellte gegenüber einer Kontrollgruppe die Wirkung von Cefotaxim bei der systemischen perioperativen Antibiotikaprophylaxe dar (Jostarndt et al. 1981). Die 2. prospektive Studie analysierte die Infektionsrate bei anterioren Rektumresektionen, wobei die Strategie der Antibiotikagabe als Ultrakurzzeitprophylaxe gewählt wurde (Thiede et al., 1984 b). Die 3. Studie von Vestweber et al., wiederum als kontrollierte Studie angelegt, vergleicht klinische und mikrobiologische Daten bei Single-dose- und Langzeitprophylaxe (Borisch et al. 1983; Vestweber et al. 1983). Studie 1 umfaßt nur unkomplizierte Kolonresektionen und Koloneröffnungen, Studie 2 dagegen ausschließlich hohe und tiefe Rektumresektionen. Bei dieser Untersuchungsserie handelt es sich um das komplizierteste Krankengut. Studie 3 umfaßt wiederum nur unkomplizierte Kolonresektionen bei Karzinompatienten.
Die von Jostarndt et al. (1981) publizierte Studie wurde unter der Fragestellung durchgeführt: Kann eine systemische Antibiotikaprophylaxe in Verbindung mit der orthograden Darmspülung und der oralen Antibiotikumvorbereitung eine Senkung der Infektionskomplikationen der Bauchdecke bewirken?

Tabelle 3. Testkollektive zur Antibiotikaprophylaxe in der Kolonchirurgie in Kiel

Ziel	Studienform	Kolonvorbereitung	Operationstyp	i.v.-Antibiotikagabe	
				Testgruppe	Kontrollgruppe
– Wirkung der systemischen Antibiotikaprophylaxe (Jostarndt et al. 1981)	Kontrollierte Studie	Orthograde Spülung ca. 10 l NaCl 1 g Paromomycin/l 12 h präoperativ	Kolonresektion Koloneröffnung	4mal 1 g Cefotaxim/Tag 4 Tage	–
– Wirkung der Ultrakurzzeitprophylaxe (Thiede et al., 1984 b)	Prospektive Studie	(wie oben)	Rektumresektion	2mal 2 g Cefotaxim prä- und intraoperativ	Historischer Vergleich (Gruppen in Studie 1)
– Vergleich von Single-dose- und Langzeitprophylaxe (Vestweber et al. 1983; Borisch et al. 1983)	Kontrollierte Studie	(wie oben)	Unkomplizierte Kolonresektion	5 g Mezlocillin präoperativ	5 g Mezlocillin präoperativ, 2 g Mezlocillin alle 8 h bis zum 4. Tag postoperativ

Das Patientenkollektiv umfaßte Kolonresektionen oder Anus-praeternaturalis-Rückverlagerungen, also Eingriffe, bei denen das Kolon eröffnet wurde oder eröffnet war:

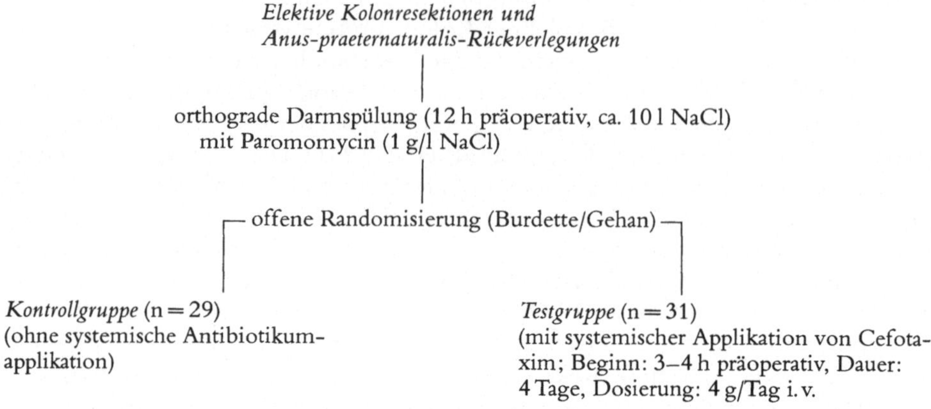

Die orthograde Darmspülung wurde am Abend vor der Operation mit ca. 10 l physiologischer Kochsalzlösung mit 1 g/l Paromomycin durchgeführt. Es erfolgte eine offene Randomisierung in Kontroll- und Testgruppe. Die Testgruppe erhielt als systemisches Antibiotikum 4mal 1 g Cefotaxim/Tag für 4 Tage, wobei die Prophylaxe 3–4 h vor Operationsbeginn einsetzte. Im Vergleich der Patientenkollektive gab es bezüglich Diagnosen und der klinischen Parameter sowie der operationsbezogenen Daten keine statistisch signifikanten Differenzen (Tabellen 4–6). Die beiden Gruppen waren also hinsichtlich des Krankengutes (soweit erfaßt) vergleichbar.

2.2.1 Ergebnisse

Die Antibiotikaprophylaxe führte zu einer statistisch signifikanten Senkung der Wundabszesse von 28 auf 6,4%. Als Trend können eine verminderte Dehiszenz und Fistelbildung der Anastomosen sowie eine geringe Harnwegsinfektionsrate

Tabelle 4. Diagnosen (s. Text)

Merkmale	Kontrollgruppe (n = 29)	Testgruppe (n = 31)
Karzinome	23	24
Lymphknotenmetastasen	8	7
Fernmetastasen	2	1
Divertikulitis	3	3
Sonstige	3	4
Begleiterkrankungen	15	13
Lungenemphysem	4	4
Diabetes mellitus	5	2
Hypertonus	3	4
Adipositas	3	4
Latente Niereninsuffizienz	7	5

Tabelle 5. Klinische Parameter (s. Text)

Merkmale	Kontrollgruppe (n = 29)	Testgruppe (n = 31)
Alter (Jahre) ($\tilde{x}$: 1. + 3. Quartil)	66 (55–74)	69 (59–74)
Gewicht (kg) ($\tilde{x}$: 1. + 3. Quartil)	67 (57–73)	64 (57–74)
♂	15	12
♀	14	19
Leukozytose > 10 000 präoperativ	1	2
BSG präoperativ	14	15
Präoperative Liegezeit (Tage) ($\tilde{x}$: 1. + 3. Quartil)	7 (3–11)	8 (5–11)

Tabelle 6. Operationsbezogene Daten (s. Text)

Merkmale	Kontrollgruppe (n = 29)	Testgruppe (n = 31)
Operationsdauer (min) ($\tilde{x}$: 1. + 3. Quartil)	210 (150– 210)	180 (120–210)
Intraoperativer Blutverlust (ml) ($\tilde{x}$: 1. + 3. Quartil)	900 (400–1100)	500 (200–800)
Zahl der Komplikationen (Blutung, Eröffnung anderer Hohlorgane)	3	1
Anzahl der Operateure	9	7
Anastomosen maschinell (EEA)	16	13
handgenäht	13	18
Intraperitoneale Anastomosen und AP-Rückverlegungen	15	17
Extraperitoneale Anastomosen	14	14

gewertet werden. Eine Senkung des zusätzlich notwendigen Antibiotikaverbrauchs war ebenfalls als Trend erkennbar (Tabelle 7). Die Serumspiegel bei dem gewählten Applikationsregime mit 1 g Cefotaxim alle 4 h lagen im inhibitorischen Bereich. Die Gewebespiegel der Kolonwand und des Subkutangewebes lagen teilweise unter 2 µg/ml; dies sind nur suboptimale Konzentrationen (Tabelle 8). Eine Gabe von 2 g Cefotaxim präoperativ und 2 g bei Operationsende würden auch in der Kolonwand und im Subkutangewebe optimale Gewebespiegel garantieren. Die Studienergebnisse sind nachfolgend noch einmal zusammengefaßt.

Tabelle 7. Postoperativer Verlauf; extra- und intraperitoneale Anastomosen mit AP-Rückverlegungen (s. Text)

Ereignisse	Kontrollgruppe (n = 29)	Testgruppe (n = 31)
Wundabszesse	8 (28%)[a]	2 (6,4%)[a]
Anastomosekontrollen		
a) regelrecht	14	16
b) Dehiszenz + Fistel	5	2
Fieber		
a) Operationsbedingt	4	1
b) unklare Genese	2	4
c) Harnwegsinfekt	4	–
d) Pneumonie	1	2 + 1
Stationäre Liegezeit (Tage) ($\tilde{x}$: 1. + 3. Quartil)	14 (11–17)	13 (10–15)
Antibiotikum erforderlich bzw. Verlängerung der Cefotaxim-applikation über 4 Tage	5	1

[a] Unterschied signifikant: $p = 0{,}05$.

Tabelle 8. Cefotaximserum- und Gewebespiegel

Cefotaximspiegel (µg/ml)	1. Entnahme bei Op.-Beginn	2. Entnahme bei Op.-Ende	3. Entnahme 18 h postoperativ
Serum	$28{,}7 \pm 9{,}2$	$4{,}2 \pm 1{,}8$	$2{,}1 \pm 1{,}8$
Kolonwand	$2{,}1 \pm 1{,}5$	$0{,}5 \pm 0{,}4$	–
Subkutangewebe	$0{,}7 \pm 0{,}5$	$0{,}7 \pm 0{,}5$	–

Studienaussagen und Studienkritik in der eigenen Studie in der Kolonchirurgie

– *Ergebnisse*
  - a) statistisch gesichert:
    - 1) Vergleichbarkeit von Kontroll- und Testgruppen voll erreicht
    - 2) Abnahme der Wundheilungsstörungen 28%–6,4%
  - b) Trends:
    - 1) Senkung der Harnwegsinfekte 14%–0%
    - 2) Senkung der Anastomosenheilungsstörungen 17%–6,4%
    - 3) Senkung anderer Infektionskomplikationen

– *Verbesserungsmöglichkeiten in vitro*
  - a) Erhöhung der Probandenzahl/Gruppe (Trends) < absichern / widerlegen
  - b) Antibiotikastratifikation < 4 × 1 g/4 Tage / 2 × 2 g/1 Tag
    - 1) vor Narkoseeinleitung
    - 2) bei Wundverschluß

– *Ergänzung in vitro durch Keimzahlbestimmungen aus Stuhlproben zu folgenden Zeitpunkten*
  - a) vor orthograder Spülung (ca. 18 h präoperativ)
  - b) nach orthograder Spülung (ca. 14–12 h präoperativ)
  - c) bei Operationsbeginn
  - d) bei Operationsende

Tabelle 9. Vorgehen und Infektionsrate der prospektiven Studie

Studienkollektiv Operationstyp	n	Darmvorbereitung	Systemische Antibiotikaprophylaxe	Wundabszesse	
				n	%
Rektumresektion	60	orthograde Spülung 12 h praeop. ca. 10 l NaCl mit Paromomycin 1 g/l	2 g Cefotaxim bei Narkoseeinleitung 2 g Cefotaxim bei Op-Ende vor dem Wundverschluß	4	6,6

Aus den Daten der ersten Studie mit relativ kleiner Patientenzahl in Test- und Kontrollgruppe und nicht optimaler Antibiotikastratifikation ergaben sich die Ansätze für erneute Studienplanungen. Durch mikrobiologische Keimzahlbestimmungen aus Stuhlproben zu verschiedenen Zeitpunkten hätte die Studie zusätzlich theoretisch untermauert werden können (Tabelle 9). So wurde in der 2. Studie die Wertigkeit einer Ultrakurzzeitprophylaxe untersucht. Die Untersuchung wurde als prospektive Studie angelegt. Es wurden 60 Patienten, bei denen tiefe und hohe anteriore Rektumresektionen vorgenommen wurden, in die Studie aufgenommen. 12 h präoperativ erfolgte eine orthograde Darmspülung mit ca. 10 l physiologischer Kochsalzlösung und 1 g/l Paromomycin. Diese systemische Antibiotikaprophylaxe wurde als Ultrakurzzeitprophylaxe mit 2 g Cefotaxim i. v. vor Operationsbeginn und 2 g bei Operationsende, vor Verschluß der Wunde, durchgeführt. Es wurde unter diesem Regime eine Wundinfektionsrate von 6,6% registriert (Tabelle 9). Obwohl der Operationstyp in dieser Studie gegenüber der 1. Studie operationstechnisch komplizierter ist, scheint die Ultrakurzzeitprophylaxe gleichermaßen effektiv zu sein, wie die 4 Tage dauernde Prophylaxe.

Eine Ergänzung stellte die prospektive, kontrollierte Studie 3 dar. Hierbei wurde der Wert der Single-dose-Prophylaxe gegenüber einer Langzeitprophylaxe überprüft. Die Studie ist von Vestweber und Jostarndt als Sequentialversuch angelegt worden. Sie steht kurz vor dem Abschluß. Klinische Ergebnisse lassen jedoch schon Schlußfolgerungen zu. Die Studie wurde so geplant (s. unten), daß Patienten, die

Studienplan

Patientenauswahl:	Elektive intraperitoneale Kolonresektionen
Patientenausschuß:	Bei Penicillin- bzw. Cephalosporinallergie, bei Antibiotikavorbehandlung und Peritonitis
Reinigung des Dickdarms:	Orthograde Darmspülung mit physiologischer Kochsalzlösung (ca. 10 l) und Paromomycin 1 g/l

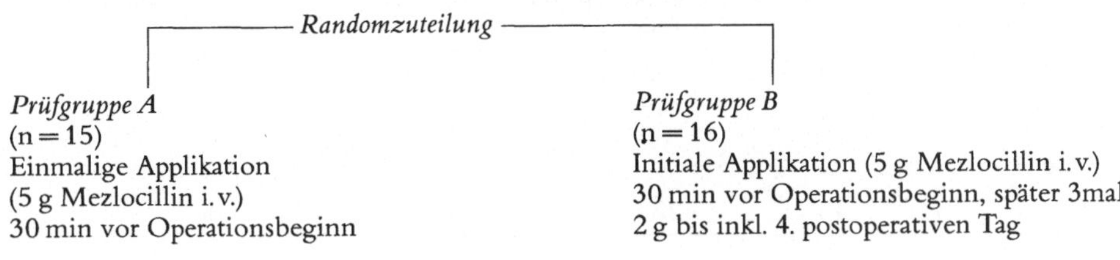

sich einer elektiven Kolonresektion unterziehen mußten, unabhängig vom Lebensalter in diese Untersuchungen mit einbezogen wurden. Um ein möglichst homogenes Kollektiv zu erhalten, beschränkte sich das Patientengut auf intraperitoneale Resektionen. Ausschlußkriterien waren eine bekannte Allergie gegen Antibiotika, eine Vorbehandlung mit Antibiotika innerhalb der letzten 7 Tage und entzündliche abdominelle Prozesse.

Die präoperative Dickdarmreinigung erfolgte analog den Studien 1 und 2. Nach der Randomzuteilung wurden 2 Prüfgruppen gebildet. Als Antibiotikum mit guter Wirksamkeit gegen aerobe und anaerobe Dickdarmkeime wurde Mezlocillin ausgewählt. In Gruppe A erfolgte eine einmalige Applikation von 5 g Mezlocillin bei Narkoseeinleitung, in der Gruppe B schloß sich an die ebenfalls initiale Applikation von 5 g Mezlocillin bei Narkoseeinleitung eine weitere postoperative Gabe von 3mal 2 g Mezlocillin/Tag bis inkl. 4. postoperativen Tag an (vgl. obenstehende Übersicht). Es wurden tägliche Wundkontrollen vorgenommen, einschließlich einer Untersuchung 4 Wochen nach Entlassung. Als Wundheilungsstörung wurde eine Rötung der Wunde mit eitriger Sekretion, die aus lokalen Gründen eröffnet werden mußte, definiert. Zwischen dem 7. und 10. postoperativen Tag wurde bei allen Patienten eine röntgenologische Anastomosenkontrolle durchgeführt.

Intraoperativ erfolgten bakteriologische Abstriche vom Operationssitus und bakteriologische Untersuchungen aus Urin- und Stuhlproben, dies prä- und postoperativ (vgl. Tabellen 10 und 11). Bei der Auswertung der ersten klinischen Daten fanden sich keine signifikanten Unterschiede bezüglich postoperativer Wundheilungsstörungen in beiden Gruppen. Die einzige Wundinfektion trat in der Gruppe B auf. Als Erreger wurde hier Klebsiella pneumoniae nachgewiesen, ein mezlo-

Tabelle 10. Klinische Ergebnisse der Antibioticumprophylaxe in der elektiven Dickdarmchirurgie. Single-dose- vs. Langzeitprophylaxe (5 Tage) mit Mezlocillin. (Nach Vestweber et al. 1983)

Gruppe	Letalität		Wundinfektion		Anastomosenleck		Harnwegsinfekt		Temperatur 38 °C		Postoperative Liegezeit $\bar{x}$ (Spannweite)
	n	(%)	n	(%)	n	(%)	n	(%)	n	(%)	
A (n = 15)	0	(0)	0	(0)	1	(7)	5	(33)	9	(60)	13 (10–19)
B (n = 16)	1	(6)	1	(6)	0	(0)	4	(25)	9	(56)	14 (10–18)

Tabelle 11. Häufigkeit eines bakteriologischen Erregernachweises vom Operationssitus bei elektiven Dickdarmeingriffen (n = 28). Single-dose- vs. Langzeitprophylaxe (5 Tage) mit Mezlocillin. (Nach Borisch et al. 1983)

Erreger (vorhanden/ nicht vorhanden)	Darmlumen	Anastomosenoberfläche	Retroperitoneum	Subkutangewebe
Aerobier	13	5	1	2
Anaerobier	1	1	0	0
Aerobier + Anaerobier	1	0	0	0
Steril	13	22	27	26

Tabelle 12. Gegenwärtiger Stand der Antibiotikaprophylaxe in der kolorektalen Chirurgie (s = signifikant, n. s. = nicht signifikant)

Autor	Darm-reinigungs-verfahren	Dauer	Antibiotikaprophylaxe u. Dauer			septische Komplikat.	
			lokal	enteral	systemisch		
1. Burdon et al. (1981)	orthograde Spülung	3 Tage	–	a) Kanamycin Metronidazol	a) –	36%	s.
				b) –	b) Kanamycin Metronidazol	6,5%	
2. Goldring et al. (1981)	konventionell	3 Tage	–	a) Kanamycin Metronidazol	a) –	8%	s.
				b) –	b) –	44%	
3. Østergaard u. Wamberg (1981)	konventionell	intraoperativ	a) Ampicillin	a) Neomycin Bacitracin	a) –	2,5%	s.
			b) "	b) "	b) –	18,3%	
4. Dürig et al. (1981)	orthograde Spülung bzw. konventionell	48 h	–	Neomycin	a) Cefazolin	10%	n. s.
					b) –	32%	
5. Kottmann et al. (1981)	orthograde Spülung	a) 4 Tage	–	a) Neomycin Bacitracin	a) –	11%	n. s.
		b) nur Spülung (single dose)			b) –	12%	
6. Jostarndt et al. (1981)	orthograde Spülung	4 Tage	–	Paromomycin	a) Cefotaxim	6,4%	s.
					b) –	28%	
7. Görtz et al. (1979–1982)							
I.	orthograde Spülung	48 h	–	–	a) Cefoxitin	9,5%	n. s.
					b) Cefamandol	21,7%	
II.	orthograde Spülung	24 h	–	–	a) Cefoxitin	16,3%	n. s.
					b) Cefotaxim	8,7%	
III.	orthograde Spülung	single dose	–	–	a) Latamoxef	11,1%	n. s.
					b) Metronidazol	26,3%	
8. Anders et al. (1983)	orthograde Spülung	single dose	–	–	a) Cefoxitin	4%	n. s.
					b) Latamoxef	4%	
9. Vestweber et al. (1983)	orthograde Spülung	a) 4 Tage	–	Paromomycin	a) Mezlocillin	6,0%	n. s.
		b) single dose			b) Mezlocillin		

cillinresistenter Stamm. Es fand sich kein Unterschied bezüglich Anastomosenlekkagen, Harnwegsinfektionen und postoperativen Fieberschüben. Allein aus diesen klinischen Daten kann der Schluß gezogen werden, daß die Single-dose-Prophylaxe der Langzeitprophylaxe bei elektiven Dickdarmeingriffen in der Wertigkeit entspricht (Tabelle 10).

Die Effektivität einer adäquaten Antibiotikaprophylaxe läßt sich mit Tabelle 11 anschaulich belegen. In den intraoperativ im Bereich des Operationsgebiets gewonnenen bakteriologischen Abstrichen konnte in der Mehrzahl der Fälle Keimfreiheit nachgewiesen werden, und zwar im Anastomosenbereich, im Retroperitoneum und im Subkutangewebe. Diese Ergebnisse unterstreichen den Wert der präoperativen Antibiotikaapplikation. Die Daten der bakteriologischen Analysen wurden im Institut für Medizinische Mikrobiologie der Universität Kiel erarbeitet. Soweit Schlußfolgerungen aus dieser Studie schon möglich sind, läßt sich sagen, daß die Single-dose-Prophylaxe bei elektiven Kolonresektionen einen gesicherten Schutz gegen Wundheilungsstörungen bietet. Diese Form der Prophylaxe ist der Langzeitprophylaxe ebenbürtig, jedoch praktikabler und kostengünstiger sowie aus mikrobiologischer Sicht unbedenklicher hinsichtlich Keimselektion und Resistenzentwicklung.

Bei der Betrachtung der Probleme postoperativer Infektionen in der Chirurgie stellt sich die Frage, warum durch eine Antibiotikaprophylaxe solche Infektionen nie völlig verhindert werden können (Thiede et al., 1984a). Tabelle 12 zeigt eine kurze Übersicht über den gegenwärtigen Stand der Antibiotikaprophylaxe in der kolorektalen Chirurgie. In den meisten Studien verbleibt eine Infektionsrate von ca. 6% (4–7%). Bei wesentlich niedrigeren Infektionsraten in der Kolonchirurgie stellt sich die Frage der Glaubwürdigkeit einer Studie, weil postoperative Infektionen nicht ausschließlich von antibiotikaabhängigen Faktoren beeinflußt werden, sondern darüber hinaus von solchen, die nicht unmittelbar durch ein Antibiotikum beeinflußbar sind. Da das prophylaktisch eingesetzte Antibiotikum nur einen Teil der Faktoren beeinflußt, kann nicht erwartet werden, daß die Infektionsrate auf Null sinkt. In der folgenden Übersicht werden noch einmal Faktoren aufgelistet, die Infektionen überhaupt bedingen können (Keighley et al. 1975).

Die postoperative Infektionsrate beeinflussende Faktoren (nach Cruse 1981; Hamelmann u. Vestweber 1981; Herfarth et al. 1982)

1) *Operationsverbundene Faktoren*
   - Operationsteam (Desinfektion, Sterilität)
   - Operationsdauer
   - Operationseinrichtung (Instrumentarium, Handschuhe, Operationssaal)
   - Operationstechnik und -taktik
   - Drainagen
   - Operationssituation (elektiv oder Notfall)
   - Wund- und Kontaminationstyp (NRC 1964)

2) *Patientenabhängige Faktoren*
   - Dauer des präoperativen Klinikaufenthaltes
   - Operationsvorbereitung des Patienten (z. B. Bad, Rasur, Desinfektion, Darmreinigung)
   - Alter
   - Begleiterkrankungen (z. B. Fettsucht, Malnutrition, Diabetes, Karzinom)
   - Humorale und zelluläre Abwehrlage des Patienten

3) *Erregerabhängige Faktoren*
   - Erregertyp
   - Selektion
   - Pathogenität
   - Virulenz

Operationsgebundene Faktoren, wie Operationsteam, Operationsdauer, Operationseinrichtung, Operationstechnik und -taktik und Drainagen sind Faktoren, die durch ein Antibiotikum nicht oder kaum beeinflußt werden können; ebenso die patientenabhängigen Faktoren wie Dauer des präoperativen Klinikaufenthalts, Operationsvorbereitung, Alter, Begleiterkrankungen und Abwehrsituation des Patienten. Lediglich ein verlängerter präoperativer Klinikaufenthalt kann bei dem einzelnen Patienten zur Kolonisation von Krankenhauserregern führen.

Das Antibiotikum hat Einfluß auf die erregerabhängigen Faktoren, wenn es hinsichtlich des zu erwartenden Erregerspektrums richtig kalkuliert ist. Bei der Auswahl des Prophylaxemodus kommt Applikationszeit und pharmakokinetischen Eigenschaften des Antibiotikums dadurch Bedeutung zu, daß während der gesamten Operationszeit Serum und Gewebespiegel des Antibiotikums oberhalb der minimalen Hemmkonzentration der zu erwartenden Keime liegen sollten. Die Senkung der Infektionsraten unter 4 bis 7% wird auch unter so optimiertem Antibiotikaregime selten gelingen.

Die Voraussetzungen für eine effektive Antibiotikaprophylaxe werden in Anlehnung an Cruse (1981), Gierhake (1981) und Guglielmo et al. (1983) nachfolgend aufgeführt.

Voraussetzungen für eine effektive Antibiotikaprophylaxe

1) Antibiotikaprophylaxe nur bei folgenden Voraussetzungen:
   - hohe Zahl kontaminierender Bakterien,
   - verminderte Resistenz des Patienten.
   - Infektionsverhütung ist allein durch optimale aseptische Operationstechnik und Taktik und Krankenhaushygiene nicht sicherzustellen.
   - Das infektionsbedingte Risiko ist eindeutig größer als die Gefährdung durch Antibiotikanebenwirkungen.
   - Besonderheiten (Herzklappenersatz, Gefäßprothesen, Gelenkprothesen).
2) Das Prophylaxeantibiotikum darf nicht im Haus therapeutisch verwendet werden.
3) Es müssen ausreichende Antibiotikagewebe- bzw. Serumspiegel der operierten Organe bzw. Gewebe am Anfang, während und am Ende der Operation erreicht werden.
4) Beim Wundverschluß, d.h. Kontaminationsende, dürfen im Regelfall keine weiteren Antibiotika benötigt werden.

Es ist zu beachten, daß eine Antibiotikaprophylaxe nur dann durchgeführt werden sollte, wenn eine hohe Zahl kontaminierender Bakterien erwartet werden kann, wie bei kolorektalen Operationen, wenn Patienten eine verminderte Resistenz aufweisen, wenn die Infektverhütung nicht allein durch optimale aseptische Operationstechnik und Taktik sowie durch krankenhaushygienische Maßnahmen sichergestellt werden kann und wenn das infektbedingte Risiko nicht eindeutig geringer ist als die Gefährdung durch Antibiotikanebenwirkungen. Sonderindikationen für eine perioperative Antibiotikaprophylaxe stellen Herzklappenersatz und Implantation von Gefäß- und Gelenkprothesen dar. Eine Wundinfektion hätte in diesen Fällen deletäre Folgen. Das Prophylaxeantibiotikum sollte nicht als Therapeutikum in der Klinik verwendet werden, damit es bei Patienten, welche länger präoperativ hospitalisiert sind, nicht zur Kolonisation schon resistenter Keime kommt. Nach Wundverschluß, d.h. nach Kontaminationsende, sollte im Regelfall kein weiterer Antibiotikaeinsatz nötig sein.

Fazit
Eine breit gestreute Antibiotikaprophylaxe ist wegen der Gefahr des Hospitalismus abzulehnen. Eine gezielte, rational eingegrenzte Antibiotikaprophylaxe kann bei elektiven Operationen mit voraussichtlicher Kontamination vorteilhaft sein. Sie ist daher bei strenger Indikation zu empfehlen. Die Gefahr des Hospitalismus kann durch Ultrakurzzeitprophylaxe begrenzt werden. Die Wahl des Antibiotikums wird beeinflußt durch das kalkulierte, kontaminierende Erregerspektrum und die möglichen Nebenwirkungen. Der Prophylaxemodus richtet sich nach der Dauer der Operation und den pharmakokinetischen Eigenschaften des zur Prophylaxe verwendeten Antibiotikums.

3 Antworten auf die Studienfragen

Die eingangs gestellten Fragen können wie folgt beantwortet werden:

1) Was ist unter Antibiotikaprophylaxe zu verstehen?

   Perioperativer Einsatz von Antibiotika zur Prävention postoperativer Infektionen.

2) Welche Konzepte der Anwendung gibt es (Dauer, Applikationsform)?

   Prophylaxe, Kurzzeitprophylaxe, Ultrakurzzeitprophylaxe, Single-dose-Prophylaxe.
   Applikation: systemisch, enteral, lokal.

3) Wann hat eine Antibiotikaprophylaxe Sinn?

   Indikation bei hohem Kontaminationsgrad und Risikofaktoren.

4) Welche Vor- und Nachteile sind theoretisch zu diskutieren?

   Vorteile: Senkung a) postoperativer Infektionen,
   b) der Krankenhausverweildauer,
   c) der Gesamtkrankenkosten;
   Nachteile: Nebenwirkungen, Erregerselektion, Hospitalismus.

5) Welche Faktoren sind bei der Antibiotikaprophylaxe zu berücksichtigen?

   Auswahl des Antibiotikums entsprechend Operationszeit und Pharmakokinetik.
   Erfassung des kalkulierten Erregerspektrums.

6) Wie ist der Wert einer Antibiotikaprophylaxe heute zu sichern?

   Durch prospektive klinische Studien, möglichst kontrolliert und randomisiert.

7) Bei welchen gastrointestinalen Operationsverfahren ist derzeit eine Antibiotikaprophylaxe sinnvoll?

Koloneingriffe, Magenresektionen bei Keimzahl 10^6, pH 4, komplizierte Gallenwegseingriffe, perforierte und/oder gangränöse Appendizitis.

8) Welche Schritte haben wir zur Sicherung der Antibiotikaprophylaxe in der Kolonchirurgie unternommen?

Durchführung der Studien 1–3:
1. Prophylaxe: kontrolliert, randomisiert, 2. Kurzzeitprophylaxe: prospektiv, 3. Single-dose- vs. Prophylaxe kontrolliert, randomisiert.

9) Warum kann eine Antibiotikaprophylaxe die postoperative Infektionsrate nie völlig verhindern?

Auch Risikofaktoren, welche nicht durch Antibiotika beeinflußt werden können, bedingen postoperative Infektionen.

4 Literatur

Anders A, Lode H, Zenschner Z, Fabricius K (1983) Antibiotikaprophylaxe in der Colonchirurgie. Ergebnisse der Einmalgabe von Cefoxitin versus Lamoxactam. 13. International Congress of chemotherapy Wien 28.08.–02.09. 1983

Baum ML, Anish DS, Chalmers TC, Sachs HS, Smith H, Fagerstrom RM (1981) A survey of clinical trials of antibiotic prophylaxis in colon surgery. Evidence against further use of no treatment controls. N Engl J Med 305: 795–799

Borisch N, Vestweber KH, Ullmann U (1983) Microbiological monitoring of patients in colonic surgery receiving single dose versus long term antibiotic prophylaxis. 13. International Congress of chemotherapy Wien 28.08.–02.09. 1983

Burdon DW, Keighley MRB, Alexander Williams J (1981) Prophylactic trials in colon surgery with special regard to bowel preparation. In: Herfarth C, Horn J, Daschner F (Hrsg) Antibiotikaprophylaxe in der Chirurgie. Huber, Bern Stuttgart Wien

Burke JF (1961) The effective period of preventive antibiotic action in experimental incisions and dermal lesions. Surgery 50: 161–168

Cruse PJE (1981) The epidemiology of wound infection in general surgery. In: Herfarth C, Horn J, Daschner F (Hrsg) Antibiotikaprophylaxe in der Chirurgie. Huber, Bern Stuttgart Wien

Cruse PJE, Foord R (1980) The epidemiology of wound infection. Surg Chir North Am 60: 27

Di Piro J, Bivins BA, Record KE, Bell RM, Griffen WO (1983) The prophylactic use of antimicrobials in surgery. Curr Probl Surg 20: 69–132

Donovan IA (1981) Antibiotic prophylaxis in gastric, biliary and appendix surgery. Aktuel Probl Chir Orthop 19: 83–86

Dürig M, Neff U, Rittmann WW, Leutenegger A (1981) Antibiotika-Prophylaxe in der elektiven Colonchirurgie. Ergebnisse einer randomisierten und kontrollierten Doppelblindstudie mit Cefazolin. In: Herfarth C, Horn J, Daschner F (Hrsg) Antibiotikaprophylaxe in der Chirurgie. Huber, Bern Stuttgart Wien

Gierhake FW (1981) Antibiotika-Therapie und Prophylaxe. In: Herfarth C, Horn J, Daschner F (Hrsg) Antibiotikaprophylaxe in der Chirurgie. Huber, Bern Stuttgart Wien

Görtz G, Häring R, Raetzel G, Rodloff A (1982) Cephalosporine zur Infektionsprophylaxe im Rahmen der Colonchirurgie und Chemotherapie. FAC, Bd 1. Futuramed, München, S 237–245

Goldring JR, McNaught W, Gillespie G (1981) Oral antimicrobial prophylaxis in colonic surgery. In: Herfarth C, Horn J, Daschner F (Hrsg) Antibiotikaprophylaxe in der Chirurgie. Huber, Bern Stuttgart Wien

Guglielmo BJ, Hohn DC, Koo PJ, Hunt TK, Sweet RL, Conte JE (1983) Antibiotic prophylaxis in surgical procedures. Arch Surg 118: 943–955

Hamelmann H (1979) Antibiotika in der Chirurgie: Stellenwert, Indikation, Nebenwirkung. Langenbecks Arch Chir 349: 47–50

Hamelmann H, Vestweber KH, Ullmann U (1981) Chirurgisch relevante Nebenwirkungen von Medikamenten: Antibiotika. Chirurg 52: 65–69

Herfarth C, Horn J, Daschner F (1982) Antibiotikaprophylaxe in der allgemeinen Chirurgie. Aktuel Probl Chir Orthop 19: 1–122

Jostarndt L, Thiede A, Sonntag HG, Hamelmann H (1981) Die systemische Antibiotikaprophylaxe in der elektiven Colonchirurgie. Chirurg 52: 398–402

Keighley MRB, Baddeley RM, Burdon DW (1975) A controlled trial of parenteral prophylactic gentamicin therapy in biliary surgery. Br J Surg 62: 275–279

Keighley MRB, Drysdale RB, Quoraishi AH (1976) Antibiotics in biliary disease: The relative importance of antibiotic concentrations in the bile and serum. Gut 17: 495–500

Keighley MRB, Arabi Y, Alexander-Williams J, Joungs D, Burdon DW (1979) Comparison between systemic and oral antimicrobial prophylaxis in colorectal surgery. Lancet I: 894–897

Kottmann F, Haralambie E, Eigler FW (1981) Zur Dauer der antibiotischen Vorbereitung in der Dickdarmchirurgie. In: Herfarth C, Horn J, Daschner F (Hrsg) Antibiotikaprophylaxe in der Chirurgie. Huber, Bern Stuttgart Wien

Lewis RT, Allan CM, Goodall RG, Marien B, Park M, Lloyd Smith W, Wiegand FM (1982) Cefamandole in gastroduodenal surgery; a controlled prospective randomizised double blind study. Can J Surg 25: 561–563

National Research Council (1964) Postoperative wound infections. Ann Surg 160/2: 1

Østergaart AH, Wamberg P (1981) Topical or oral antibiotics against wound infection in colorectal surgery. In: Herfarth C, Horn J, Daschner F (Hrsg) Antibiotikaprophylaxe in der Chirurgie. Huber, Bern Stuttgart Wien

Stone HH, Hooper CA, Kolb LD, Geheber CE, Dawkins EJ (1976) Antibiotic prophylaxis in gastric, biliary and colonic surgery. Ann Surg 184: 443–450

Thiede A, Jostarndt L, Erttmann M, Hamelmann H (1984a) Antibiotikakurzzeitprophylaxe in der gastro-enterologischen Chirurgie, insbesondere der Colonchirurgie. FAC Band 2–3. Futuramed München, S 153–168

Thiede A, Schubert G, Poser HL, Jostarndt L (1984b) Zur Technik der Rektumanastomosen bei Rektumresektionen. Eine kontrollierte Studie. Instrumentelle Naht versus Handnaht. Chirurg 55: 326–335

Tornquist A, Ekelund G, Forsgren A, Leondoer L, Olson S, Ursing J (1981) Single dose doxycycline prophylaxis and perioperative bacteriological culture in elektive colorectal surgery. Br J Surg 68: 565

Vestweber KH, Borisch N, Jostarndt L, Ullmann U, Vestweber AM, Troidl H (1983) Single shot antibiotic prophylaxis with mezlocillin versus a long term regime in colonic surgery. 13. International Congress of chemotherapy. Wien 28.08.–02.09. 1983

Werner H (1981) Die Bedeutung anaerober Bakterien in der operativen Medizin. In: Eckert P, Zwank L (Hrsg) Perioperative Antibiotikatherapie. Zuckschwert, München

Wittmann DH (1983) Gallenwegsinfektionen, Prophylaxe und Therapie. Aktuelle Themen zur antimikrobiellen Chemotherapie 4. Ausg. (Fa. Lederle, Wolfratshausen), S 6

Das lokoregionäre Rezidiv nach operativer Behandlung des Rektumkarzinoms

M. Dommes, A. Thiede, und H. Hamelmann

Inhaltsverzeichnis

Definition, Häufigkeit, Diagnosezeitpunkt

Definition

Mit lokoregionärem oder Sakralhöhlenrezidiv wird die Tumorwiederkehr im kleinen Becken nach makroskopisch radikaler Tumorentfernung durch Rektumresektion oder Amputation bezeichnet.

Der Ursprung des wieder aufgetretenen Tumors können sowohl zurückgelassener Tumorrest, intraoperativ implantierte Tumorzellen als auch ein durch erneute Transformation von Mukosazellen entstandener Zweittumor sein. Da die ätiologische Unterscheidung zwischen diesen Möglichkeiten problematisch ist, schließt die Definition den Zweittumor ein. (Junghanns 1983).

Häufigkeit

Die Rezidivhäufigkeit nach radikal operiertem Rektumkarzinom war Gegenstand einer großen Anzahl von Untersuchungen. In Tabelle 1 sind beispielhaft die Ergebnisse einiger Autoren wiedergegeben.

Die teilweise beträchtlichen Differenzen der angegebenen Rezidivraten (3,7–25%) bei verschiedenen Autoren erklärt Goligher (1980) mit dem Fehlen ei-

Tabelle 1. Häufigkeit der Sakralhöhlenrezidive. (*RA* Rektumamputation, *RR* Rektumresektion)

Autoren	Operationsverfahren	n	Rezidivrate [%]
Morson et al. (1963)	RA	1596	9,7
	RR	177	7,3
Manson et al. (1976)	RR	152	10,5
Patel et al. (1977)	RA/RR	435	24
Winkler u. Marx (1981)	RA	112	25
Schweiger et al. (1982)	RA/RR	729	23
Junghanns (1983)	RA	141	18,4
	RR	29	17,2
Luke et al. (1983)	RA	85	22,2
	RR	79	22,7
Localio et al. (1983)	RA	76	13,2
	RR	284	13,7
Phillips et al. (1984)	RA	478	12
	RR	370	18

Tabelle 2. Zeitliches Auftreten von lokoregionären Rezidiven (Erlangen 1969–1979; n = 157)

Jahr nach Op.	n	[%]	
1	83	53	} 88%
2	55	35	
3	13	8	
4	3	2	
5	3	2	

nes Sektionsbefundes als sicherstem Kriterium bei einem unterschiedlich großen Teil der jeweiligen Patientenkollektive. Die Rezidivdiagnose wird dann anhand von Untersuchungsbefunden der nachuntersuchenden Klinik oder des Hausarztes gestellt. Die Wertung dieser Informationen bedingt systematische Fehler. Unterschiedlich lange Untersuchungszeiträume der verschiedenen Studien führen zu weiteren Diskrepanzen. Dies ist auch ein Grund für die Tendenz, die Rezidivrate zu unterschätzen, wie Goligher (1980) betont.

Diagnosezeitpunkt
Etwa 80% der Sakralhöhlenrezidive werden in den ersten 2 Jahren post operationem diagnostiziert (Knight u. Griffen 1983; Rosenberg 1979; Schweiger et al. 1982, Vassilopoulos et al. 1981, Winkler u. Marx 1981). Tabelle 2 zeigt die Erhebung von Schweiger et al. (1982).

1.1 Abhängigkeit der Rezidivrate vom Geschlecht, von tumorabhängigen und operationstechnischen Parametern

Rezidivrate und Geschlecht
Moossa et al. (1975) fanden bei Verfolgung von 152 radikal rektumamputierten Patienten die Lokalrezidivrate bei Frauen mit 24,7% deutlich höher als bei Männern (15,5%). Die Autoren weisen darauf hin, daß die Tendenz des Operateurs, auch bei fortgeschrittenen Tumorstadien die Vagina zu schonen, möglicherweise für dieses Ergebnis verantwortlich ist.

Rezidivrate und histologische Klassifikation (Typing)
Das Adenokarzinom ist mit über 90% der häufigste histologische Typ aller Rektumtumoren und weist die beste Prognose auf (Tabelle 3). Die Fünfjahresüberlebensrate der Patienten mit muzinösem Adenokarzinom (28,2%), mit Siegelringzellkarzinom (16,9%) und undifferenziertem Karzinom (0,0%) war im untersuchten Kollektiv deutlich geringer (Hermanek 1982).

Ähnlich wie die Fünfjahresüberlebensrate verhält sich die Lokalrezidivrate in Abhängigkeit des histologischen Typs: Die Häufigkeit der lokoregionären Rezidive beim Adenokarzinom ist vergleichsweise gering (Winkler u. Marx 1981).

Aufgrund der Seltenheit der Nichtadenokarzinome und der Schwierigkeiten bei der Klassifizierung von Übergangsformen weist die Literatur wenig Zahlenmaterial zu dieser Frage auf.

Tabelle 3. Histomorphologie und Prognose. (Nach Hermanek 1982)

Tumortypen	n[a]	Fünfjahres-überlebensrate[b]
Adenokarzinom	917	45,6 ± 4,6%
Muzinöses Adenokarzinom	48	28,2 ± 18,0%
Siegelringzellkarzinom	7	16,9 ± 31,3%
Undifferenziertes Karzinom	5	0%

[a] Alle Patienten, einschließlich nicht und nicht kurativ operierte, einschließlich postoperative Letalität.

[b] Den alterskorrigierten Fünfjahresüberlebensraten ist die doppelte Standardabweichung entsprechend dem 95%-Vertrauensintervall beigefügt.

Tabelle 4. Beziehung zwischen Grading und dem Auftreten lokoregionärer Rezidive *(LR)* bei Rektumresektionen (n = 145)

Tumorgrading		n	LR	
			n	[%]
Gut differenziert	I	107	5	(4,7)
Mäßig differenziert	II	33	6	(18,2)
Schlecht differenziert	III	5	4	(80)

Rezidivrate und Differenzierungsgrad (Grading) des Primärtumors

Der Zusammenhang zwischen abnehmendem Differenzierungsgrad des Primärtumors und steigender Lokalrezidivrate wurde von Manson et al. (1976) anhand von Nachuntersuchungen bei 145 wegen eines Rektummalignoms radikal behandelter Patienten eindrucksvoll nachgewiesen (Tabelle 4).

Gering differenzierte Tumoren zeigen mit 28% einen signifikant höheren Befall des pararektalen bzw. des parakolischen Gewebes als gut differenzierte Malignome mit 11% (Wood et al. 1981).

Einige Fälle anaplastischer Tumoren zeigten eine ungewöhnlich weite Ausbreitung in der Kolonwand, bis zu 7,5 cm über den aboralen makroskopischen Tumorrand hinaus, während bei gut und mäßig differenzierten Karzinomen intramurale Tumorausdehnungen über eine Distanz von 2 cm nicht beobachtet wurden (Goligher et al. 1951).

Moossa et al. (1975) konnten bei ihren Untersuchungen keinen Zusammenhang zwischen Rezidivrate und Differenzierungsgrad des Primärtumors feststellen. Eine denkbare Ursache ist, daß gerade das Kriterium Differenzierungsgrad nur schwer standardisierbar ist und große Unterschiede in der Beurteilung durch verschiedene Untersucher auftreten.

Rezidivrate und Tumorstadium (Staging)

Die Abhängigkeit der Fünfjahresüberlebensrate vom Tumorstadium wurde bereits von Dukes 1957 an 2256 wegen eines Rektumkarzinoms operierter Patienten untersucht. Eine größere Zahl weiterer Autoren (Luke et al. 1983; Localio et al. 1983;

Patel et al. 1977; Winkler u. Marx 1981) untermauerten Dukes' Beobachtung, daß mit zunehmender Ausbreitung des Primärtumors die Rezidivrate zunimmt. Beispielhaft sind die Ergebnisse einer Untersuchung von Localio et al. (1983) in Tabelle 5 dargestellt.

Die Dukes-Klassifikation würdigt die prognostisch ungünstige Darmwandpenetration durch den Tumor ungenügend (Kusche et al. 1983). In der Modifikation von Astler u. Coller (1953) wurde das Stadium B II zur Beschreibung eines penetrierenden Tumors ohne nachgewiesene Lymphknotenmetastasen eingeführt. Die Fünfjahresüberlebensrate für dieses Tumorstadium wurde mit 50–70% angegeben und gleicht somit den Werten für das Stadium C I.

Prognostische Bedeutung der makroskopischen Wachstumsform des Primärtumors

Polypös wachsende Tumoren weisen gegenüber ulzerösen Läsionen eine bessere Prognose auf (Moossa et al. 1975; Manson et al. 1976; Kusche et al. 1983). Die Wachstumsform ist kein unabhängiges Kriterium, da ulzeröse Läsionen Ausdruck fortgeschrittenen Tumorwachstums sind, in der Regel einen geringeren Differenzierungsgrad zeigen und tiefer penetrieren als exophytisch wachsende Tumoren. Tabelle 6 verdeutlicht den Zusammenhang zwischen Wachstumsform des Primärtumors und Fünfjahresüberlebensrate anhand der Untersuchungsergebnisse dreier Autoren.

Prognostisch ungünstig ist das anuläre Wachstum des Primärtumors. Nach Whittaker u. Goligher (1976) liegt die Fünfjahresüberlebensrate von Tumoren, die den halben Radius der Darmwand eingenommen haben, bei ca. 60%, bei Befall von ¾ der Zirkumferenz bei 40%.

Lokalrezidivrate und Primärtumorlokalisation

Die ganz überwiegende Zahl der Autoren stellt eine Häufung der Lokalrezidive mit zunehmend distaler Lokalisation des Primärtumors fest. Tabelle 7 gibt eine Übersicht der Untersuchungsergebnisse.

Die Ursache mag in der Problematik der Einhaltung von Radikalitätskriterien bei Präparation in der räumlichen Enge des kleinen Beckens in Nachbarschaft von Blase, inneren Genitalien und Os sacrum liegen. Möglicherweise spielt auch der nach lateral gerichtete Lymphabfluß im distalen Teil des unteren Rektumdrittels im Gegensatz zu dem proximal davon kranialwärts gerichteten Lymphabflußweg eine Rolle.

Das Fehlen des Peritonealüberzugs als natürliche Penetrationsschwelle im aboralen Rektumdrittel ist eine weitere Erklärung für die höhere Rezidivhäufigkeit in diesem Abschnitt (Astler u. Coller 1953). Patel et al. (1977) fanden bei der Beobachtung von 435 radikal operierten Rektumkarzinomträgern mit Tumoren in extraperitonealen Anteilen keine Beziehung zwischen Primärtumorlokalisation und Lokalrezidivrate. Die scheinbare Diskrepanz der Ergebnisse erklärt sich dadurch, daß nicht wie in den vorgenannten Arbeiten Rezidive von Tumoren in höheren Rektumabschnitten mit solchen in tiefer gelegenen verglichen wurden, sondern lediglich Karzinome des extraperitoneal gelegenen Rektums in die Studie aufgenommen wurden.

Tabelle 5. Beziehung der Tumorstadien nach Dukes und der Häufigkeit Lokoregionärer Rezidive. (*RR* Rektumresektion, *RA* Rektumamputation)

Operationsverfahren	n	Stadium		
		A [%]	B [%]	C [%]
RR	195	3,2	13,8	24,5
RA	76	0	11,5	24,1

Tabelle 6. Abhängigkeit der Fünfjahresüberlebensrate *(5-J-ÜlR)* von der Tumorwachstumsform *(TwF)*. Paarweiser Vergleich der Überlebensraten von Patienten mit ulzeröser oder polypöser Wachstumsform von Rektumtumoren. Ein Vergleich der Überlebensraten bei verschiedenen Operationsverfahren *(OpV)* ist hier nicht angezeigt

Autoren[a]	TwF	5-J-ÜlR		OpV
		n	[%]	
Crile (1972)	Ulzerös	35	(51)	Abdominoperineale Exstirpation und
	Polypös	27	(93)	Elektrokoagulation
Deucher (1978)	Ulzerös	5	(60)	Lokalexzision
	Polypös	29	(86)	
Greany (1977)	Ulzerös	54	(39)	Abdominoperineale Exstirpation
	Polypös	14	(63)	

[a] Zitiert nach Kusche et al. 1983.

Tabelle 7. Häufigkeit von Sakralhöhlenrezidiven in Abhängigkeit von der Höhenlokalisation des Primärtumors im Rektum

Autoren	n	Höhenlokalisation des Primärtumors, gemessen vom Analring in cm bzw. intraperitoneal/extraperitoneal	Lokalrezidivrate [%]
Deddish u. Stearns (1961)	150	11–16	5,5
		6–10	11,7
Morson et al. (1963)	1596	Intraperitoneal	5
		Extraperitoneal	14,5
Cullen u. Mayo (1963)		10–14	12,7
		<10	23,5
Moossa et al. (1975)	152	Oberes Rektumdrittel und rektosigmoidaler Übergang	3,6
		Mittleres Rektumdrittel	9,5
		Unteres Rektumdrittel	31,7
Wilson u. Beahrs (1976)		10–17	9
		< 9	22,2
Manson et al. (1976)	152	>13	4,8
		10–13	15,1
		5– 9	18,5

Rezidivrate und Operationsverfahren

Die beiden am häufigsten angewandten Operationsverfahren bei malignen Enddarmerkrankungen sind die abdominoperineale Rektumamputation und die kontinuitätserhaltende Rektumresektion, die durch die Einführung des Staplers eine Indikationserweiterung bei tiefsitzendem Karzinom erfahren hat (Thiede et al. 1981, 1984).

In Übereinstimmung mit Goligher (1980) sehen wir keinen Hinweis für eine signifikante Häufung von Rezidiven bei einer der genannten Operationsverfahren. Die in Tabelle 1 dargestellten Ergebnisse der Untersucher Morson et al. (1963), Junghanns (1983), Localio et al. (1983) und Luke et al. (1983) unterstreichen diese Feststellung.

Rezidivrate und distaler Sicherheitsabstand

Hermanek u. Gall (1981) plädieren für einen Sicherheitsabstand der Resektionslinie vom makroskopisch sichtbaren aboralen Tumorrand von 5 cm in situ. Sie beobachteten Fünfjahresüberlebensraten von 77% bei einem Sicherheitsabstand von mehr als 3 cm gegenüber 61% bei 1–3 cm, gemessen am ohne Zug aufgespannten frischen und unfixierten Operationspräparat.

Goligher (1980) warnt vor einer entscheidenden Reduzierung der 5-cm-Distanz. Bei anulär wachsenden, fortgeschrittenen Tumoren wurde durch Blockade des distalen Lymphabflusses eine retrograde intramurale Tumorausbreitung bis zu 7 cm beobachtet (Grinnel 1965).

Dem gegenüber kommen Phillips et al. (1984) und Williams et al. (1983) zu dem Schluß, daß eine Routineanwendung des distalen 5-cm-Sicherheitsabstands in situ für viele Patienten zum unnötigen Sphinkterverlust führt. In Serienschnitten von 50 Rektumkarzinompräparaten fanden sie bei 76% keine distale intramurale Tumorausbreitung in der Rektumwand über den makroskopischen Tumorrand hinaus. Bei 14% lag die Wandinfiltration unter 1 cm und bei 4% zwischen 1 und 2 cm, gemessen am aufgespannten, auf die In-situ-Länge elongierten Operationspräparat. Lediglich bei 6% der Patienten wäre der Tumor mit einem aboralen Sicherheitsabstand von 2,5 cm nicht kurativ reseziert worden. Diese Patienten hatten schlecht differenzierte Dukes-C-Tumoren und verstarben an Fernmetastasen.

Heald et al. (1982) plädieren bei differenzierten Tumoren für einen aboralen Sicherheitsabstand von 2 cm in situ und empfehlen in zweifelhaften Fällen eine Schnellschnittuntersuchung. Bei Tumoren der Stadien A und B I nach Astler u. Coller (1953), die einer Lokalexzision zugänglich sind, reduziert Mason (1980) den Sicherheitsabstand gar auf 1–2 cm.

Insgesamt weist die Tendenz auf eine Reduktion des Sicherheitsabstands auf 3 cm in vivo. Bei gutem Differenzierungsgrad und frühem Tumorstadium erscheint dieses Vorgehen bei nicht anulär wachsenden Malignomen zur Erhaltung der Kontinenz gerechtfertigt. Voraussetzung ist jedoch die Möglichkeit des intraoperativ zu bewertenden Schnellschnitts. Ist es aufgrund der Gegebenheiten der Klinik nicht möglich, sich intraoperativ durch Schnellschnitt zu überzeugen, daß die Resektionsränder tumorfrei sind, muß ein aboraler Sicherheitsabstand von 5 cm in situ vom Tumorunterrand nach distal eingehalten werden.

2 Formen und Ursachen der lokoregionären Rezidive

2.1 Ätiologische Einteilung

Die lokoregionären Rezidive bilden hinsichtlich der Ätiologie 2 Hauptgruppen:

1) Technisch bedingte Rezidive
a) Die Operation blieb subradikal, obwohl bei Ausdehnung des Eingriffs eine vollständige Tumorentfernung möglich gewesen wäre.
b) Intraoperative Tumorzellverschleppung (Implantation).

2) Tumorbedingte Rezidive
a) Zum Zeitpunkt des Eingriffs war der Tumor bereits nicht mehr kurativ resezierbar.
b) Zweittumor.

2.2 Lokalisationsabhängige Einteilung

Hinsichtlich der Lokalisation unterscheiden wir 3 nur bei frühzeitiger Diagnose differenzierbare Rezidivformen (Tabelle 8).

1) Anastomosenrezidiv (Abb. 1)
Das Kolonwandrezidiv geht von zurückgelassenem Tumorrest oder nahttechnisch implantiertem Karzinomgewebe aus und kommt nur bei der tiefen Resektion vor. Es ist technisch bedingt und vom perikolischen Rezidiv, das im Nahtbereich (an der schwächsten Stelle) die Kolonwand durchbricht, zu differenzieren (Deddish u.

Tabelle 8. Rezidivform und Relation zum Operationsverfahren (*RR* Rektumresektion, *RA* Rektumamputation) und der Ursache (bei makroskopisch kurativ operablen Tumoren)

Rezidivform	RR	RA	Ursachen	
			Technisch bedingt	Tumorausbreitung
1) Anastomosenrezidiv	+	–	+	–
2) Regionales Rezidiv				
a) perikolisch	+	–	+	(+)
b) Beckenhöhle	+	+	+	(+)
c) Beckenboden	–	+	+	+
3) Lymphatisches Rezidiv				
a) Mesenterialwurzel	+	+	(+)	+
b) Beckenwand	+	+	+	+
c) Beckenboden	–	+	+	+
Häufigkeit	~10–20%	~10–20%	~25%	~75%

+ vorhanden, – nicht vorhanden, (+) gelegentlich vorhanden

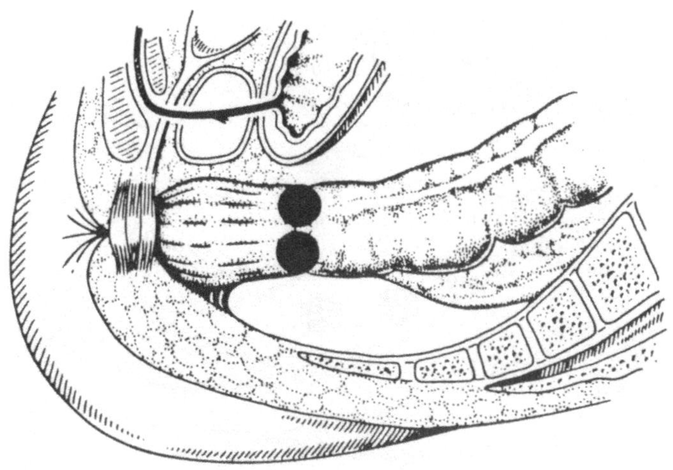

Abb. 1. Lokalisation des Anastomosenrezidivs

Stearns 1961; Goligher 1980). Diese Unterscheidung ist verständlicherweise nur in einem sehr frühen Stadium möglich.

a) Zurücklassen von intramuralem Tumorrest:
   Die Ursache ist ein zu geringer Sicherheitsabstand vom makroskopischen Tumorrand zur Resektionslinie (vgl. oben S. 123).
b) Implantation:
   Hinsichtlich der ätiologischen Bedeutung der Implantation von intraoperativ abgelösten Tumorzellen für die Genese von Nahtlinienrezidiven herrscht Uneinigkeit.

Cohn et al. hoben bereits 1963 die Bedeutung dieses Mechanismus hervor. Goligher et al. (1951) führen die Entstehung von ca. 50% aller Lokalrezidive auf Implantationsmechanismen zurück.

Knight u. Griffen (1983) messen diesem Zusammenhang geringe Bedeutung bei. Rosenberg (1979) zeigte, daß mobilisierte Tumorzellen aus der Spülflüssigkeit des Darms nicht leben und somit nicht transplantierbar sind. Im Tierversuch gelang es ihm jedoch, Nahtlinientumoren durch Spülung von Rattendärmen mit Tumorzellsuspensionen zu erzeugen. Er zieht daraus den Schluß, daß eine intraoperative Tumorzellimplantation nur möglich ist, wenn lebensfähige Karzinomzellen aus dem Tumor etwa nach Eröffnung des Darms durch den Operateur mit Wundflächen in Kontakt kommen.

Eine Bewertung dieser unterschiedlichen Ansichten und Ergebnisse zur Abschätzung der quantitativen Bedeutung dieses Mechanismus ist derzeit schwierig.

2) Regionales Rezidiv

Zur genauen Unterscheidung des Ausgangspunktes des Rezidivwachstums differenzieren wir 3 Sublokalisationen:

a) pericolisch (Abb. 2),
b) Beckenhöhle (Abb. 3),
c) Beckenboden (Abb. 4).

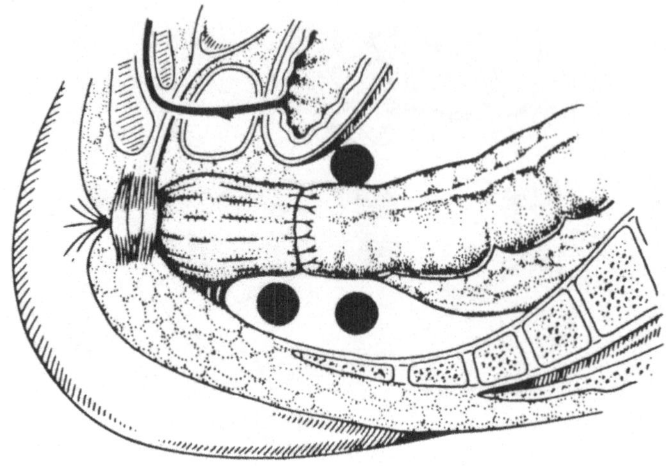

Abb. 2. Lokalisation des perikolischen bzw. perirektalen Rezidivs

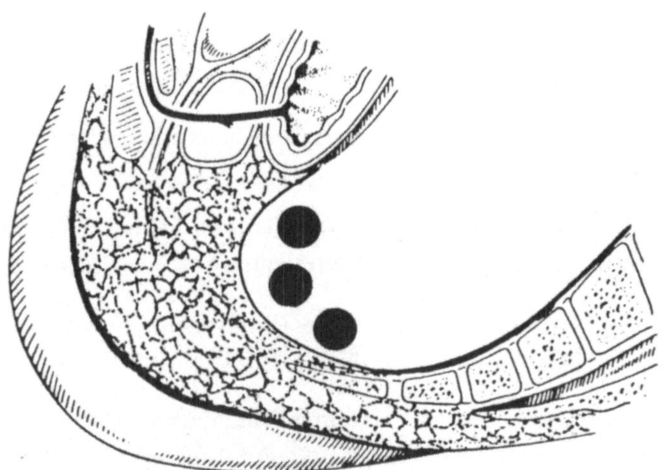

Abb. 3. Lokalisation des Beckenhöhlenrezidivs

3) Lymphatisches Rezidiv

a) Mesenterialwurzel,
b) Beckenwand,
c) Beckenboden.

4) Zweittumor

Eine erneute Transformation von Mukosazellen zu Karzinomzellen kann grundsätzlich an jeder Stelle des Dickdarmes auftreten.

5–10% der an einem kolorektalen Karzinom erkrankten Patienten entwickeln im Laufe ihres weiteren Lebens einen Zweittumor im gleichen Organ.

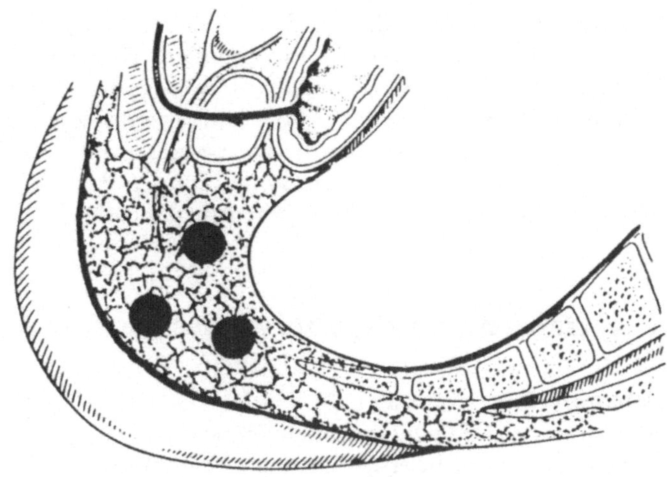

Abb. 4. Lokalisation des Beckenbodenrezidivs

Nach der „field change theory" (Rosenberg 1979) ist eine solche Zweittumorentstehung im Nahtlinienbereich besonders wahrscheinlich. Rosenberg wies eine Häufung von Sialomuzin in nichtkarzinomatös verändertem Gewebe in der Umgebung des Tumors bis zu 2 cm nach und bezeichnet diese Region als Transitionalepithel mit präkanzeröser Potenz. Er postulierte, daß der zusätzliche Stimulus der Anastomosenheilung mit lokal entzündlichen Veränderungen ausreichend sei für die maligne Transformation dieses präkanzerös veränderten Gewebes.

3 Diagnostik der lokoregionären Rezidive

Regelmäßige Nachsorgeuntersuchungen zur Früherkennung eines Rezidivs als Voraussetzung für die Möglichkeit eines kurativen Sekundäreingriffs sind erforderlich (Welch u. Donaldson 1977; Schweiger et al. 1982; Junghanns 1983). Entsprechend der Häufung der lokoregionären Rezidive in den ersten 2 postoperativen Jahren (s. Abschn. „Häufigkeit" zu Beginn des Beitrags) sind in diesem Zeitraum besonders kurzfristige Kontrollen notwendig. Sie werden an der chirurgischen Universitätsklinik Kiel im vierteljährlichen Abstand durchgeführt und umfassen neben der klinischen Untersuchung, der Bestimmung einer Reihe von leberassoziierten Enzymen sowie des roten Blutbildes die Ermittlung des CEA-Titers sowie die Röntgendarstellung des Kolons in der Doppelkontrasttechnik nach Welin und endoskopische Kontrollen des Darmlumens.

Bei besonderen Fragestellungen, insbesondere bei ungeklärtem CEA-Titeranstieg, werden i.v.-Pyelogramm, Röntgenaufnahme des Thorax, Sonographie, Computertomogramm, Zystoskopie, Leberszintigraphie und Knochenszintigraphie angewandt.

Als eingreifendstes diagnostisches Verfahren wird von einigen Autoren die „Second-look“-Operation bei Patienten mit Dukes-C-Tumoren propagiert. Die Heilungsraten durch den Zweiteingriff werden mit 4–17% angegeben (Wangensteen et al. 1954; Griffen et al. 1969; Gunderson u. Sosin 1974). Die Second-look-Operation nach CEA-Anstieg ist eine verbesserte Alternative (Martin et al. 1979). Die durch die Relaparotomie am symptomlosen Patienten bedingte Mortalität und Morbidität hat jedoch die allgemeine Annahme dieses Vorgehens verhindert.

4 Verfahren und Ergebnisse der Rezidivbehandlung

Behandlungsverfahren
Als chirurgische Behandlungsmaßnahme des lokoregionären Rezidivs beim Rektumkarzinom wird in erster Linie die abdominoperineale Rektumamputation angewandt (Schweiger et al. 1982). In Einzelfällen können auch Kontinuitätsresektion und lokale Exzision indiziert sein.

Kurativ: Reoperation
- Amputation,
- Nachresektion,
- lokale Tumorexstirpation.

Palliativ: Reoperation
- palliative Tumorentfernung,
- Anus praeternaturalis,

ergänzende Maßnahmen
- Kryotherapie,
- perkutane Kordotomie,
- intrathekale Alkohol- oder Phenolinjektion.

Schmerzmittelapplikation
Periduralkatheter

Strahlentherapie: perkutan (oder endokavitär)
Chemotherapie: systemisch oder lokal

Kurative Operabilität
Durch einen chirurgischen Zweiteingriff sind nur technisch bedingte Rezidive kurativ zu behandeln (s. oben S. 124). Das bedeutet, daß durch den Zweiteingriff nur solche Patienten zu heilen sind,
- deren Tumor schon bei der Primäroperation hätte vollständig entfernt werden können,
- deren Rezidiv auf Implantationsmetastasen zurückzuführen ist.

Eine kurative Nachresektion von Tumoren, die bereits beim ersten Eingriff aufgrund der fortgeschrittenen Tumorausbreitung nicht kurativ behandelt werden konnten, ist nicht denkbar.

Ergebnisse der chirurgischen Rezidivbehandlung
Bei engmaschiger Nachsorge sind 20% (Schweiger et al. 1982) bzw. 20–30% (Denecke, persönliche Mitteilung, 1983) der Träger von lokoregionären Rezidiven ku-

Tabelle 9. Häufigkeit und Ergebnis von Reoperationen bei Rektumkarzinomrezidiven

Autoren[a]		Inzidenz der Reresektion	[%]	Ergebnis
Black	(1955)	11/116	9	Dreijahresüberlebensrate 30%
Beal	(1956)	5/ 21	24	
Lofgren	(1957)	37/108	34	
Bacon	(1959)	38/ 93	41	Fünfjahresüberlebensrate 34%
Scudamore	(1960)	9/ 66	14	
Green	(1963)	2/ 25	8	
Polk	(1971)	–	11	Überlebenszeit $\bar{x}$ = 21 Monate
Polk	(1971)	–	30	Überlebenszeit $\bar{x}$ = 34 Monate
Evans	(1978)	1/ 14	7	
Minton	(1978)	6/ 26	23	
Minton	(1978)	13/ 18	72	
Steele	(1980)	4/ 15	27	
Wanebo	(1980)	7/ 16	44	
Vassilopulos	(1981)	–	–	Fünfjahresüberlebensrate 9/30 (30%)
Schweiger	(1982)	33/167	20	Errechnete Fünfjahresüberlebensrate 33 ± 22

[a] zitiert nach Kusche et al. 1983.

rativ operabel. Die errechneten Fünfjahresüberlebensraten nach kurativen Zweiteingriffen werden mit 33% (Schweiger et al. 1982) bzw. 20–25% (Denecke 1983) angegeben (Übersicht s. Tabelle 9).

Polk u. Spratt (1971) berichteten zunächst über gute Ergebnisse nach operativer Behandlung von locoregionären Rezidiven aufgrund von hochgerechneten 5-Jahres-Überlebensraten. 8 Jahre später nannten sie basierend auf Untersuchungen an 21 Patienten eine mediane Überlebenszeit nach kurativem Zweiteingriff von 12 Monaten (Polk u. Spratt 1979). Die günstigeren Ergebnisse fanden sich vorwiegend bei Patienten, die primär nicht ausreichend radikal operiert wurden.

Bei der abdomino-perinealen Rektumamputation nennt Goligher (1980) als Hauptursache für Lokalrezidive ungenügend ausgedehnte Exzisionen bei Primäreingriffen.

5 Primäroperative Maßnahmen zur Verhinderung lokoregionärer Rezidive

Wenn davon auszugehen ist, daß die kurativ operablen Rezidive durch technische Unzulänglichkeiten bedingt sind, ist es natürlich besser, solche Rezidive primär zu verhindern.

Die Beachtung der nachfolgend genannten Regeln für die Primäroperation sollte die Rate der technisch bedingten Lokalrezidive drastisch reduzieren:

1) „No-touch-isolation"-Operationstechnik.
2) Abriegelung des Tumors vom proximalen Kolon.
3) Radikuläres Vorgehen mit hohem Absetzen der A. mesenterica inferior mit Ent-

fernung der zentripetalen Lymphabflußwege und völliger Entfernung des perirektalen Fettkörpers.

4) Intraoperative Spülung des Rektumstumpfes mit einer zytotoxischen Lösung, z.B. Aqua dest., Oxyzyanat, Polyvidonjod, Milton (1% NaOCl, 16,5% NaCl) Chloramin.
5) Angemessener Sicherheitsabstand bei der tiefen Resektion unter Beachtung der Histologie, des Differenzierungsgrades, der Ausbreitung, der Wachstumsform und der Lokalisation des Primärtumors.
6) Vermeidung von Implantationsmetastasen durch Tumoraussaat nach Tumoreinriß oder intraoperativer Eröffnung des tumortragenden Darmsegments.

6 Zusammenfassung

Insgesamt ist nicht von einer Euphorie der Behandlungsergebnisse der lokoregionären Rezidive auszugehen. Suchen wir nach Ansatzpunkten für eine Verbesserung der Behandlungsergebnisse des Rektumkarzinoms, so zeigt sich, daß eigentlich nur technisch bedingte Rezidive „chirurgisch kurativ" behandlungsfähig sind. Diese müßten allerdings dann auch bei der Primäroperation technisch vermeidbar sein. Somit ist eine Verminderung der lokoregionären Rezidivrate u.E. nur durch die konsequente Einhaltung der Radikalitätskriterien (s. voranstehende Aufzählung), durch Maßnahmen zur Verhinderung der intraoperativen Tumorzellaussaat und Spülung mit zytoziden Substanzen möglich.

Wenn diese Maßnahmen durchgeführt würden, dürfte es keine sog. „chirurgisch kurativ behandlungsfähigen" lokoregionären Rezidive mehr geben.

7 Literatur

Astler VB, Coller FA (1953) The prognostic significance of direct extension of carcinoma of the colon and rectum. Ann Surg 139: 846–851

Cohn I Jr, Floyd CE, Atik M (1963) Control of tumor implantation during operations on the colon. Ann Surg 157: 825–837

Cullen PK Jr, Mayo CW (1963) A further evaluation of the one-stage low anterior resection. Dis Colon Rectum 6: 415–419

Deddish MR, Stearns MW Jr (1961) Anterior resection for carcinoma of the rectum and rectosigmoid area. Ann Surg 154: 961–966

Dukes CE (1957) Discussion on mayor surgery in carcinoma of the rectum with or without colostomy, excluding the anal canal and including the rectosigmoid. Proc R Soc Med 50: 1031–1052

Goligher JC (1980) Surgery of the anus, rectum and colon, 4th edn. Bailliere Tindall, London

Goligher JC, Dukes CE, Bussey HJR (1951) Lokal recurrences after sphincter-saving excisions for carcinoma of the rectum and rectosigmoid. Br J Surg 39: 199–211

Griffen WO, Humphrey L, Sosin H (1969) The prognosis and management of recurrent abdominal malignancies. Year Book, Chicago

Grinnel RS (1965) Results of ligation of inferior mesenteric artery at the aorta in resections of carcinoma of the descending and sigmoid colon and rectum. Surg Gynecol Obstet 120: 1031–1036

Gunderson LL, Sosin H (1974) Areas of failure found at reoperation (second or asymptomatic look) following „curative surgery“ for adenocarcinoma of the rectum: Clinicopathologic correlation and implications for adjuvant therapy. Cancer 34: 1278–1293

Heald RJ, Husband EM, Ryall RDH (1982) The mesorectum in rectal cancer surgery – the clue to pelvic recurrence? Br J Surg 69: 613–616

Hermanek P (1982) Pathologie und Stadieneinteilung des Rektumkarzinoms. In: Lange J, Theisinger W (Hrsg) Aktuelle Therapie des Rektumkarzinoms. Thieme, Stuttgart New York, S 13–21

Hermanek P, Gall FP (1981) Der aborale Sicherheitsabstand bei der sphinctererhaltenden Rectumresektion. Chirurg 52: 25–29

Junghanns K (1983) Das Rezidiv nach sphinctererhaltender Operation des tiefsitzenden Rektumcarcinoms. In: Reifferscheid M (Hrsg) Rektumcarcinom: Sphinctererhaltende Operationsverfahren; Indikation, Technik und Prognose. Thieme, Stuttgart New York, S 101–105

Knight CD, Griffen FD (1983) Techniques of low rectal reconstruction. Curr Probl Surg 20: 387–456

Kusche J, Lorenz W, Röher HD (1983) Prognostische Faktoren beim Rektumcarcinom. In: Reifferscheid M (Hrsg) Rektumcarcinom: Sphinctererhaltende Operationsverfahren; Indikation, Technik und Prognose. Thieme, Stuttgart New York, S 106–119

Localio SA, Eng K, Coppa GF (1983) Abdominosacral resection for midrectal cancer. A fifteen year experience. Ann Surg 198: 320–324

Luke M, Kirkgaard P, Lendorf AL, Christiansen J (1983) Pelvic recurrence rate after abdominoperineal resection and low anterior resection for rectal cancer before and after introduction of the stapling technique. World J Surg 7: 616–619

Manson PN, Corman ML, Coller JA, Veidenheimer MC (1976) Anastomotic recurrence after anterior resection for carcinoma: Lahey Clinic experience. Dis Colon Rectum 19: 219–224

Martin EW Jr, Cooperman M, Knig G, Ruiker L, Carey LC, Minton JP (1979) A retrospective and prospective study of serial CEA determinations in the early detection of recurrent colon cancer. Am J Surg 137: 167–169

Mason AY (1980) Rundtischgespräch. In: Reifferscheid M, Langer S (Hrsg) Der Mastdarmkrebs. Thieme, Stuttgart, S 87

Moossa AR, Ree PC, Marks JE, Levin B, Platz CE, Skinner DB (1975) Factors influencing local recurrence after abdominoperineal resection for cancer of the rectum and rectosigmoid. Br J Surg 62: 727–737

Morson BC, Vaugham EG, Bussey JHR (1963) Pelvic recurrence after excision of rectum for carcinoma. Br Med J II: 13–18

Patel SC, Tovee EB, Langer B (1977) Twenty-five years experience with radical surgical treatment of carcinoma of the extraperitoneal rectum. Surgery 82: 460–465

Phillips RKS, Hittinger R, Blesovsky L, Fry S, Fielding LP (1984) Local recurrence following ‚curative‘ surgery for large bowel cancer: I. The overall picture. Br J Surg 71: 12–16

Phillips RKS, Hittinger R, Blesovsky L, Fry S, Fielding LP (1984) Local recurrence following ‚curative‘ surgery for large bowel cancer: II. The rectum and rectosigmoid. Br J Surg 71: 17–20

Polk HC, Spratt JS (1971) Recurrent colorectal carcinoma: Detection, treatment and other considerations. Surgery 69: 9–23

Polk HC, Spratt JS (1979) The results of treatment of perineal recurrence of cancer of the rectum. Cancer 43: 952–955

Rosenberg JL (1979) The aetiology of colonic suture-line recurrence. Coll Surg Eng 61: 251–257

Schweiger M, Altendorf A, Rottler H (1982) Die chirurgische Therapie des Lokalrezidives. In: Gall FP, Hermanek P, Schweiger M (Hrsg) Das Rektumcarcinom: Geschichte, Epidemiologie, Pathologie, Diagnose und Therapie. Perimed, Erlangen, S 122

Thiede A, Jostarndt L, Troidl H, Poser HL, Bertz U, Hamelmann H (1981) Der Wert der zirkulären maschinellen Colon- und Rectumanastomose (EEA). Chirurg 52: 30–35

Thiede A, Schubert G, Poser HL, Jostarndt L (1984) Zur Technik der Rektumanastomosen bei Rektumresektionen. Eine kontrollierte Studie: Instrumentelle Naht versus Handnaht. Chirurg 55: 326–335

Vassilopoulos PP, Ledesma EJ, Yoon JM, Jung O, Mittelman A (1981) Surgical treatment of metastatic colorectal adenocarcinoma. Dis Colon Rectum 24: 265–271

Wangensteen OH, Lewis FJ, Arhelger SW (1954) An interim report upon the „second look" procedure for cancer of the stomach, colon and rectum and for „limited intraperitoneal carcinosis". Surg Gynecol Obstet 99: 257
Welch JP, Donaldson GA (1977) Detection and treatment of recurrent cancer of the colon and rectum. Am J Surg 135: 505–511
Whittaker M, Goligher JC (1976) The prognosis after surgical treatment for carcinoma of the rectum. Br J Surg 63: 384–388
Williams NS, Dixon MF, Johnston D (1983) Reappraisal of the 5 centimetre rule of distal excision for carcinoma of the rectum: A study of distal intramural spread and of patients' survival. Br J Surg 70: 150–154
Wilson SM, Beahrs OH (1976) The curative treatment of carcinoma of the sigmoid, rectosigmoid and rectum. Ann Surg 183: 556–565
Winkler R, Marx G (1981) Das Lokalrezidiv des Rektumcarcinoms nach abdomino-perinealer Rektumexstirpation. Zentralbl Chir 106: 1277–1283
Wood CB, Gillis CR, Hole D, Malcolm AJH, Blumgart LH (1981) Local tumor invasion as a prognostic factor in colorectal cancer. Br J Surg 68: 326–328

Das Kieler Modell der ambulanten klinikassoziierten Stomatherapeutin. Eine Zweijahresanalyse*

A. Thiede, M. Dommes, H. Hein, L. Jostarndt und H. Hamelmann

Inhaltsverzeichnis

* Mit Unterstützung der Schleswig-Holsteinischen Krebshilfe e. V., Kiel

1 Plan und allgemeine Voraussetzungen

Anfang 1982 wurde der Modellversuch der ambulanten klinikassoziierten Stomatherapeutin ins Leben gerufen. Nach Ablauf von 2 Jahren scheint eine kritische Analyse der Erfahrungen und des Wertes dieses Modells und der geleisteten Arbeit sowie der Resonanz bei Patienten und Hausärzten sinnvoll.

Zur Situation des Stomaträgers

Das häufigste Grundleiden, das einen ständigen Anus praeternaturalis erfordert, ist das tiefsitzende Rektumkarzinom, das durch Rektumamputation zu behandeln ist. Da diese Erkrankung eine Häufung zwischen dem 65. und 75. Lebensjahr aufweist, sind die meisten Patienten mit Rektumamputation ca. 70 Jahre alt. Schon diese Tatsache läßt erkennen, daß mit Umstellungs- und Anpassungsschwierigkeiten an die veränderten Lebensgewohnheiten und Versorgungsmöglichkeiten zu rechnen ist. Sozialmedizinisch wird davon ausgegangen, daß etwa ab dem 55. bis 60. Lebensjahr die berufliche Umstellungsfähigkeit begrenzt ist. Auf den Stomaträger kommen zusätzliche Anforderungen somatischer, psychischer und sozialer Art zu, die häufig nicht von ihm allein bewältigt werden können. Die chirurgisch-technische Versorgung sollte im allgemeinen im Krankenhaus ausreichend gewährleistet sein. Was kommt danach? Der Patient muß sich an den Kunstafter gewöhnen und muß lernen, diesen richtig zu versorgen. Die Familie muß sich mit den somatischen und psychischen Problemen des Stomaträgers vertraut machen und es lernen, diese zu akzeptieren. Der Stomaträger muß auf die verschiedenen Hilfsmöglichkeiten aufmerksam gemacht werden. Die Beratung durch den Hausarzt kann diese Funktion verständlicherweise nicht erfüllen, da Erfahrungen mit einer größeren Zahl von Stomaträgern pro Praxis i. allg. nicht vorhanden sind.

Anforderungen an eine ambulante Stomatherapeutin

Die oben skizzierte Situation des zum Stomaträger gewordenen älteren Patienten offenbart eine Lücke in der medizinischen Versorgung dieses Patientenkreises. Zudem muß aufgrund der stetigen Zunahme maligner Enddarmerkrankungen mit einer steigenden Zahl von Betroffenen gerechnet werden. Hieraus ergibt sich die Notwendigkeit, einen ambulanten Dienst zu schaffen, der speziell auf die Probleme des Stomaträgers eingestellt ist. Wir setzten dafür die ambulante Stomatherapeutin ein, die folgende Anforderungen erfüllen sollte:

- Spezialkenntnisse und Erfahrungen in der Stomaversorgung,
- Fähigkeit zur Anleitung in der Irrigation,
- Erkennen von Stomakomplikationen (Hernie, Retraktion, Stenose, peristomale Hautreizungen) und Einschätzung der Dringlichkeit der Behandlungsindikation,

- Kenntnis der Therapie peristomaler Hautaffektionen,
- sozialmedizinische Kenntnisse (Schwerbehindertengesetz, Bundessozialhilfegesetz, Berentungsverfahren, Hilfen karitativer Organisationen),
- Bereitschaft zur Hilfe bei psychischen Problemen,
- Möglichkeit zu Hausbesuchen,
- Bereitschaft zu ehrenamtlicher Tätigkeit, da keine Planstelle vorhanden war.

Beginn des Modellversuchs 1982

In einer Anfang 1982 berenteten erfahrenen Klinikschwester, die seit Jahren auf einer kolonchirurgischen Station gearbeitet hatte und daher mit der Akutversorgung frisch operierter Stomapatienten bestens vertraut war, fanden wir die geeignete Person. Die Ausbildung zur Stomatherapeutin wurde in den letzten Jahren durch Teilnahme an der Stomasprechstunde und Stomafortbildungsveranstaltungen gewährleistet. Aufgaben der klinikassoziierten ambulanten Stomatherapeutin im Kieler Modell (s. Abb. 1):

- Übernahme und anfängliche Betreuung der neuen Stomaträger nach Operation,
- Hausbesuche bei pflegerischen Problemen,
- häusliche Unterweisung in der Irrigation,
- Beratung bei sozialen und psychischen Problemen; Kommunikation mit Arztpraxis, Klinik, Nachsorgeklinik, Sanitätshaus, Krankenkasse, Behörde, ILCO (Ileostomie-Colostomie-Urostomie-Vereinigung e. V.),
- gemeinsame Stomasprechstunde mit einem ärztlichen Spezialisten in der Klinik.

Kontaktaufnahme zwischen Patient und Stomatherapeutin, Ablauf der Betreuung

Vor Entlassung aus der Klinik wird der Patient vom Stationsarzt oder der Stationsschwester im Gespräch auf die ambulante klinikassoziierte Stomatherapeutin hin-

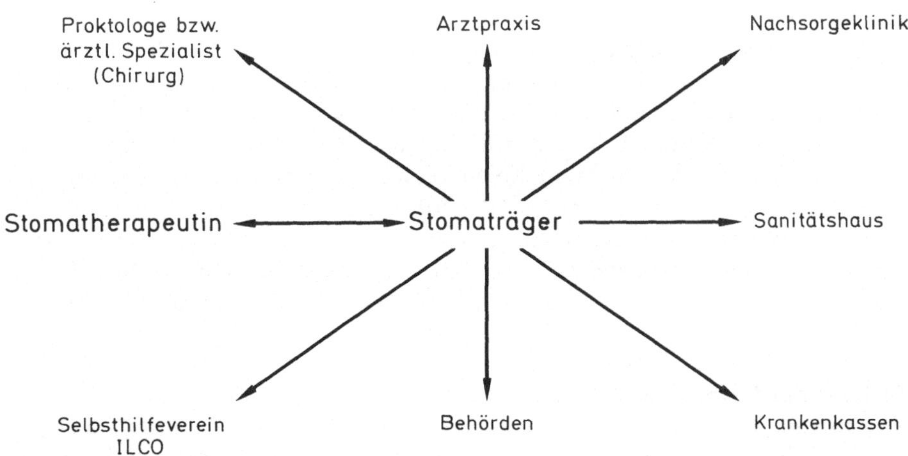

Abb. 1. Aufgabe: Beratung und Hilfe bei pflegerischen, sozialen, psychischen und beruflichen Problemen.

gewiesen. Patienten, die bereits vor Beginn des Modellversuchs oder anderenorts operiert wurden, erfahren von diesem Dienst durch den Hausarzt, die Klinikambulanz, die ILCO oder die Presse. In jedem Fall geht vom Patienten der erste Schritt zur Kontaktaufnahme aus, nachdem er über die Existenz der Stomatherapeutin informiert worden ist. Beim ersten Besuch wird dann festgestellt, welche Art von Hilfe notwendig ist. Es folgen erforderlichenfalls weitere Besuche. In vielen Fällen nimmt die Stomatherapeutin bei speziellen Fragestellungen Kontakt mit dem Hausarzt auf. Bei chirurgisch zu behandelnden Stomakomplikationen motiviert sie den Patienten in dringlichen Fällen zum sofortigen Hausarztbesuch oder zum Besuch der Klinikambulanz. Handelt es sich um eine nicht bedrohliche Veränderung, so stellt die Stomatherapeutin den Patienten in der monatlich stattfindenden Stomasprechstunde dem Spezialisten in der Klinik vor. Durch regelmäßigen Besuch der monatlichen ILCO-Treffen besteht dauernd persönlicher Kontakt zu einem großen Teil der Stomaträger. Kleinere Probleme können bei diesen Begegnungen häufig ausgeräumt werden.

2 Zweijahresanalyse

In der Analyse sollen folgende Fragen beantwortet werden:
1. Besteht ein Bedarf für die ambulante klinikassoziierte Stomatherapeutin?
2. Wie entwickelte sich der Umfang der Betreuungstätigkeit? Welcher Zeitaufwand war monatlich erforderlich?
3. Mit welchen Problemen wandten sich die Patienten an die Stomatherapeutin?
4. Zu welchem Prozentsatz wurde die Tätigkeit vom Patienten als erfolgreich beurteilt?
5. Wie beurteilen die Hausärzte der Patienten das Modell?

Zum Bedarf

Die Zahl der betreuten Patienten stieg von 88 (1982) auf 140 im Jahre 1983 (Abb. 2). Das entspricht einer Zunahme von 59%. 70 der 140 Patienten wurden bereits 1982 betreut. 70 weitere nahmen 1983 erstmals die Hilfe der ambulanten Stomatherapeutin in Anspruch. Von den 88 im Jahre 1982 besuchten Patienten wurden 18 im Jahre 1983 nicht mehr aufgesucht. Die weitere Betreuung wurde eingestellt wegen Tod des Patienten (13), Rückverlegung des Anus praeternaturalis (1), Wohnortwechsel (1) oder weil der Patient mehrfach nicht erreichbar war (3). Eine Zunahme der Patientenzahl um fast 60% innerhalb eines Jahres beweist eindrucksvoll den Bedarf und die Annahme dieses Modells durch die Stomaträger.

Umfang der Betreuungstätigkeit

Die Zahl der Hausbesuche stieg von 245 im Jahr 1982 um 41% auf 346 im folgenden Jahr (Abb. 3). Die besonders aufwendigen Fahrten zu Patienten mit Wohnorten außerhalb Kiels, wie z. B. Rendsburg, Neustadt/Holstein, Plön oder Burg/Fehmarn, waren 1983 mit 81 Besuchen fast doppelt so häufig erforderlich wie 1982 (41).

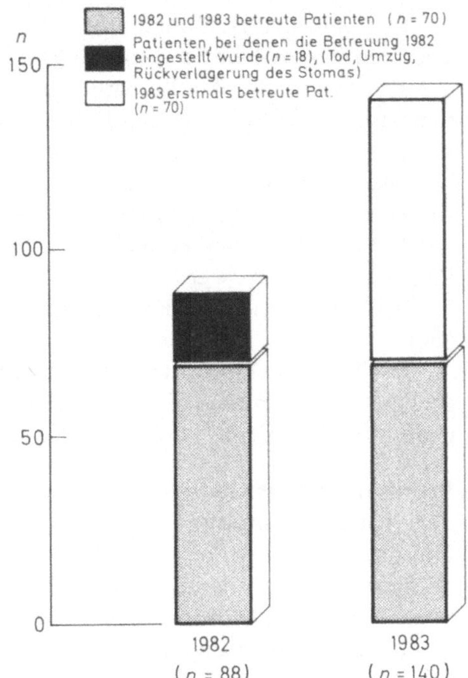

Abb. 2. Patientenzahlen (1982 und 1983)

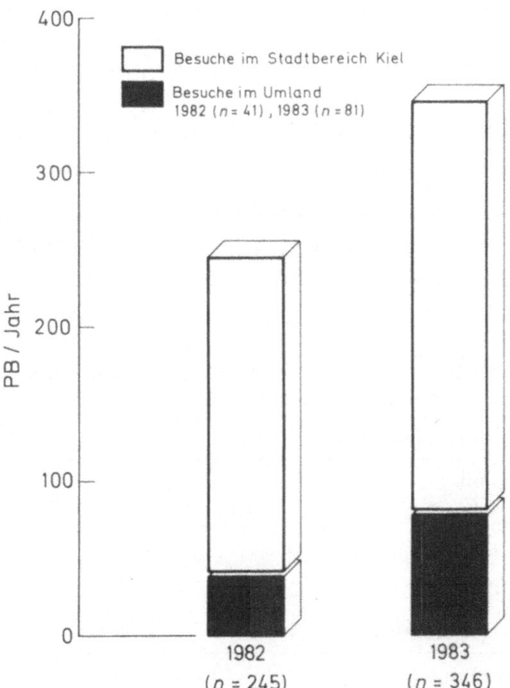

Abb. 3. Zahl der Patientenbesuche (PB)

Die Zahl der Telefonate mit Patienten erfuhr eine Steigerung (37%). Gegenüber dem ersten Jahr des Modellversuchs mit 401 lag sie 1983 bei 549.

1983 versandte die Stomatherapeutin 24mal Informationsmaterial zur Stomaversorgung oder schickte den Betroffenen Versorgungsmaterial zu (1982: 16 Sendungen).

Die Stomatherapeutin nahm wie im Vorjahr an der seit 1978 monatlich stattfindenden Stomasprechstunde der Abteilung Allgemeine Chirurgie der Uni. Kiel teil. Für viele Patienten konnte so die Hemmschwelle zur Wiedervorstellung in der Klinik herabgesetzt werden.

Es besteht ein enger Kontakt zu der seit 1980 bestehenden ILCO-Ortsgruppe Kiel.

Die Stomatherapeutin war bei den monatlichen Zusammenkünften sowie bei 4 größeren Veranstaltungen im Jahre 1983 anwesend. Die Tätigkeit der Stomatherapeutin wurde offiziell von der ILCO als sehr positiv beurteilt (s. Anhang 3).

Probleme der Patienten; Patientenbewertung der Tätigkeit der Stomatherapeutin

Um den Erfolg der Betreuungsarbeit der Stomatherapeutin zu objektivieren, wurde allen Patienten, die im Jahre 1983 besucht wurden (und noch lebten), ein Fragebogen zugesandt (Anhang 1). Von 130 versandten Bögen erhielten wir 113 (87%) zurück. Die Auswertung der Antworten ist in den Tabellen 1–3 dargestellt.

Informationsmodus

Die erste Frage gilt der primären Information. Der größte Teil der Patienten (47%) erfuhr durch Mitarbeiter der behandelnden Klinik, meistens der chirurgischen Universitätsklinik Kiel, von der Existenz der Stomatherapeutin (Tabelle 1). 25% der Patienten wurden durch Veröffentlichungen oder Besuch von Veranstaltungen der ILCO auf die Betreuung aufmerksam. In 6% der Fälle war der Hausarzt Mittler zwischen Patient und Stomatherapeutin. Es ist zu erwarten, daß dieser Prozentsatz zunehmen wird, da die Resonanz bei den niedergelassenen Ärzten auf diese Einrichtung ausgesprochen positiv ist (s. unten).

Art und Häufigkeit der vorgetragenen Probleme und Problemlösungen

Eine weitere Frage zielte auf die Art der Probleme, mit denen sich die Patienten an die Stomatherapeutin wandten. Darüber hinaus sollte durch Multiple-choice-Ant-

Tabelle 1. Primäre Information über das Kieler Modell der ambulanten klinikassoziierten Stomatherapeutin bei 113 befragten Patienten

Informationsquelle	n	[%]
Klinik	53	(47)
ILCO	28	(25)
Hausarzt	7	(6)
Mitpatienten	5	(4)
Presse	3	(3)
Sonstige	6	(5)
Keine Angaben	11	(10)
Gesamt	113	(100)

worten (Problem gelöst/gebessert/unbeeinflußt/verschlimmert) eine Bewertung der erfahrenen Hilfe abgegeben werden.

Das Ergebnis der Befragung von 113 Patienten, die insgesamt 147 Probleme nannten, zeigt Tabelle 2.

Erwartungsgemäß wandten sich die Patienten am häufigsten (55%) wegen Stomaversorgungsproblemen an die Stomatherapeutin. In 70% der Fälle konnte das Problem ausgeräumt werden. 30% wurden gebessert. In keinem Fall blieb der Einsatz erfolglos. Diese Zahlen spiegeln die große Wirkung und den hohen Annahmegrad der Stomatherapeutin im Kieler Modell wider. Bereits an 2. Stelle rangieren psychische Probleme. Selbstwert- und Partnerschaftsprobleme sowie die Angst vor dem Rezidiv nach Karzinomoperation wurden am häufigsten genannt. Problemlösungen sind hier durch einzelne Hausbesuche oder Telefonate natürlich nicht so einfach zu erzielen. Immerhin konnten die Sorgen durch (meistens mehrere) Gespräche in 35% der Fälle ausgeräumt und in 65% gelindert werden. Zwei Faktoren wirken sich bei diesem auffallenden Ergebnis günstig aus:

1) Diese Probleme können in der vertrauten häuslichen Umgebung, evtl. im Beisein des Partners, ohne Zeitdruck weitaus besser ausgesprochen werden als in einer nüchternen Klinikambulanz oder in der Arztpraxis mit vollem Wartezimmer.
2) Die derzeitige Stomatherapeutin vermag aufgrund ihrer ruhigen, freundlichen und zugewandten Wesensart rasch das Vertrauen der Patienten zu gewinnen.

Soziale Probleme im Umfeld des Patienten außerhalb der Familie machen 6% der genannten Schwierigkeiten aus. Gelegentlich gerieten Patienten durch Verlust des Arbeitsplatzes in finanzielle Bedrängnis. Hier konnte in Zusammenarbeit mit dem Tumorzentrum Kiel durch einmalige Zahlungen aus dem Härtefonds der Krebshilfe z. T. Abhilfe geschaffen werden. In anderen Fällen galt es wegen Unfähigkeit zur Selbstversorgung der überwiegend alten Patienten Erleichterungen wie

Tabelle 2. Probleme der 1983 betreuten Patienten und Erfolg des Einsatzes der Stomatherapeutin (nach Patientenangaben)

Probleme	gesamt		(davon:) gelöst		gebessert		unbeeinflußt
	n	[%]	n	[%]	n	[%]	
1) Stomaversorgungsprobleme	80	(55)	56	(70)	24	(30)	–
2) Psychische Probleme	26	(18)	9	(35)	17	(65)	–
3) Soziale Probleme außerhalb der Familie/Vermittlung Stomaträger – Sozialhilfeeinrichtung	9	(6)	6	(67)	3	(33)	–
4) Probleme in der Familie (familiäre Isolation)	2	(1)	1	(50)	1	(50)	–
5) Erlernen der Irrigation	27	(18)	18	(66)	9	(33)	
6) Sonstige	3	(2)					
Problemnennungen insgesamt	147	(100)					

eine Haushaltshilfe oder „Essen auf Rädern" zu organisieren. Oftmals benötigten die Patienten auch Anleitung und Hilfe im Umgang mit Behörden, Krankenkassen oder Sozialhilfeeinrichtungen (Schwerbehindertenausweis, Rentenanträge, Kuranträge, Befreiung von Telefongebühren u.a.). In diesen Fällen wurde in 67% eine Lösung, bei 33% eine Besserung herbeigeführt.

Innerfamiliäre soziale Isolation nach Rückkehr aus dem Krankenhaus wurde nur in 1% aller aufgetretenen Schwierigkeiten als besonders belastender Faktor empfunden. Die Ursache liegt hierbei in einer Verhaltensänderung des Patienten gegenüber der Familie, und zwar aufgrund der Unsicherheit, die aus der nicht verarbeiteten körperlichen Veränderung resultiert. Wenn dann die anderen Familienmitglieder mit Rückzug reagieren, entsteht ein von den Betroffenen schwer überwindbarer Graben zwischen Patient und Familie. Ein oder mehrere Gespräche zwischen den Betroffenen und/oder der Familie und einem sachkompetenten Außenstehenden wie der Stomatherapeutin führte in einem Fall zur Lösung des Problems, in einem weiteren zur Verbesserung des Verhältnisses zwischen Patient und Familienangehörigen.

In 18% der Fälle stand die Vermittlung der Technik der Irrigation im Vordergrund der Bemühungen der Stomatherapeutin. Dieses Verfahren kann bei einem endständigen Anus praeternaturalis sigmoideus angewandt werden und ermöglicht es dem Patienten durch eine tägliche (durch Stimulation provozierte) Entleerung tagsüber auf eine Beutelversorgung zu verzichten. Das Stoma wird dann lediglich durch einen nicht auftragenden Klebeverband verschlossen. Überwiegend wird dieses Verfahren von den Patienten als echter Fortschritt gegenüber der Beutelversorgung empfunden. Die soziale und berufliche Rehabilitation ist dann wesentlich einfacher.

Patientenangaben zur Notwendigkeit

Auf dem an die Patienten verschickten Fragebogen baten wir um Stellungnahme, ob der Betreuungsdienst unbedingt, nach Möglichkeit oder nicht notwendigerweise beibehalten werden sollte. Wir verstanden diese Frage als umfassenden Indikator der Resonanz bei den Patienten. Die Zusammenfassung der 113 abgegebenen Meinungen zeigt Tabelle 3. Mit einem Votum von 87% für den Erhalt des Modells erfuhren wir eine ausgesprochen positive Wertung. Lediglich 3 Patienten hielten den Dienst aufgrund ihrer Erfahrungen mit der Stomatherapeutin für entbehrlich. Hier

Tabelle 3. Notwendigkeit einer Stomatherapeutin aus Patientensicht

Der Dienst der ambulanten Stomatherapeutin	Antworten	
	n	[%]
... sollte unbedingt erhalten werden	78	(69)
... sollte nach Möglichkeit erhalten werden	21	(18)
... ist entbehrlich	3	(3)
keine Angabe	11	(10)
Gesamt	113	(100)

handelte es sich um Stomaträger, die nur sehr kurz wegen vergleichsweise geringer Sorgen Kontakt mit der Stomatherapeutin hatten. 11 Patienten machten keine Angabe, überwiegend aus Verständnis- und Altersgründen.

Beurteilung der Tätigkeit durch die Hausärzte

Um die Meinung der Hausärzte zur Tätigkeit der Stomatherapeutin zu erfahren, versandten wir 83 Fragebögen (Anhang 2), von denen wir 65 (78%) ausgefüllt zurückerhielten. Die Auswahl der angeschriebenen Ärzte erfolgte aufgrund der Unterlagen der Stomatherapeutin. Es wurden, soweit bekannt, die Hausärzte aller betreuten Patienten angeschrieben.

Informationsquelle

Wie bei der Befragung der Patienten interessierte es uns, auf welchem Wege die niedergelassenen Ärzte von dem Modell erfuhren. Die Hausärzte erhielten in 63% der Fälle durch ihre Patienten Kenntnis von der Tätigkeit der Stomatherapeutin, in 14% durch die Stomatherapeutin selbst. Seltener waren Klinik, ILCO und Rundfunk die Quelle (9%). 14% der Hausärzte erfuhren erstmals durch unser Anschreiben von der Existenz und Tätigkeit der Stomatherapeutin.

Erfolgseinschätzung

Ebenso wie die Patienten selbst, fragten wir die Hausärzte, mit welchen Problemen sich ihre Patienten an die Stomatherapeutin wandten und baten um eine Bewertung des Erfolgs der Betreuungsarbeit durch Multiple-choice-Antworten (Problem gelöst/gebessert/unbeeinflußt/verschlechtert).

In 49 der 65 beantworteten Fragebogen nahmen die Hausärzte zu dieser Frage Stellung und nannten insgesamt 68 Probleme mit einer Erfolgsbenotung (16 Rückmeldungen erhielten keine Angabe zu dieser Frage).

Die Aufgliederung nach Problembereichen und die Einschätzung des Erfolgs der Betreuungsarbeit durch die Hausärzte zeigt erstaunliche Ähnlichkeit mit den Angaben der Patienten selbst (vgl. Tabelle 2).

Tabelle 4. Beurteilung des Modells durch die Hausärzte

Probleme	gesamt		davon: gelöst		gebessert		unbeeinflußt	
	n	[%]	n	[%]	n	[%]	n	[%]
1) Stomaversorgungsprobleme	38	(56)	24	(63)	12	(32)	2	(5)
2) Psychische Probleme	7	(10)	1	(14)	6	(86)	–	
3) Soziale Probleme außerhalb der Familie/ Vermittlung Stomaträger – Sozialhilfeeinrichtung	7	(10)	4	(57)	3	(43)	–	
4) Probleme in der Familie (familiäre Isolation)	2	(3)	–		2	(3)	–	
5) Erlernen der Irrigation	14	(21)	7	(50)	7	(50)		
Problemnennungen insgesamt	68							

Stomaversorgungsprobleme und soziale Probleme außerhalb der Familie wurden in über 50% der Fälle gelöst. Psychische Probleme und innerfamiliäre Probleme wurden gebessert. Lediglich in zwei der 68 Fälle blieb der Einsatz der Stomatherapeutin nach Einschätzung des Hausarztes ohne Erfolg. Keiner der Befragten hielt die Tätigkeit für negativ.

Beurteilung der Notwendigkeit
Die letzte Frage zielte auf die Bedeutung, die die Hausärzte der Tätigkeit der Stomatherapeutin im Rahmen der ärztlichen Betreuung der Stomaträger zumessen. 42% nannten das „Kieler Modell" eine notwendige Ergänzung, 46% eine wichtige Ergänzung, 12% machten keine Angabe zu dieser Frage, keiner der Befragten hielt den Dienst für unwichtig oder gar nachteilig.

18 Ärzte nutzten die Gelegenheit zu einer Begründung ihrer Beurteilung. 13 von ihnen wiesen darauf hin, daß die Betreuung der Patienten durch die Stomatherapeutin aufgrund ihrer speziellen Kenntnis und (im Vergleich zur eigenen ärztlichen) größeren Erfahrung in der Stomapflege und -versorgung eine Notwendigkeit darstellt.

Die Reaktion der niedergelassenen Ärzte auf die vor 2 Jahren ins Leben gerufene ambulante klinikassoziierte Stomatherapeutin ist außergewöhnlich positiv und eine Bestätigung, daß hier ein richtiger Weg eingeschlagen wurde, der auch in das hausärztliche Versorgungssystem sehr gut integrierbar ist.

2.1 Aufwand für die Patientenbetreuung

Zeitaufwand
Erwartungsgemäß wurde der größte Teil der aufgewandten Zeit mit Hausbesuchen verbracht (Abb. 4a). Telefonate, ILCO-Sprechstunden und -treffen sowie Besuche bei anderen Institutionen für Patienten nahmen vergleichsweise wenig Zeit in Anspruch.

Der Vergleich der monatlichen Arbeitszeit der Jahre 1982 und 1983 von 104 h/Monat (1982) weist nur einen vergleichsweise geringen Anstieg (19%) auf 124 h/Monat im Jahr 1983 auf (Abb. 4b). Dagegen stieg die Zahl der betreuten Patienten um 59%, die Zahl der Hausbesuche um 41%. Der Grund liegt in der ökonomischen Zusammenstellung von Fahrtrouten bei einer größeren Zahl von betreuten Patienten sowie in dem Umstand, daß die Einarbeitung abgeschlossen war. So sank die durchschnittlich erforderliche Zeit für einen Patientenbesuch einschließlich Vorbereitung und anschließender Dokumentation, von vier Stunden (1982) auf drei Stunden im Jahr 1983. Damit ist eine eindeutige Leistungszunahme zu verzeichnen.

Fahrstrecke
In Ausübung der Betreuungstätigkeit legte die Stomatherapeutin im Jahr 1983 5348 km gegenüber 4575 km im Jahr 1982 im eigenen Pkw zurück. Dies entspricht einer Zunahme von 17%.

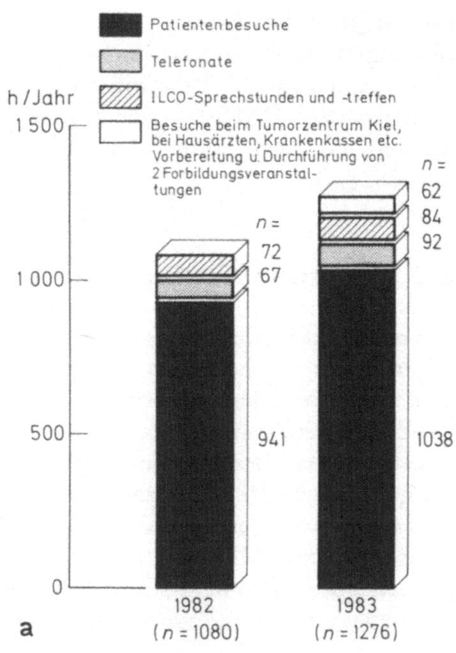

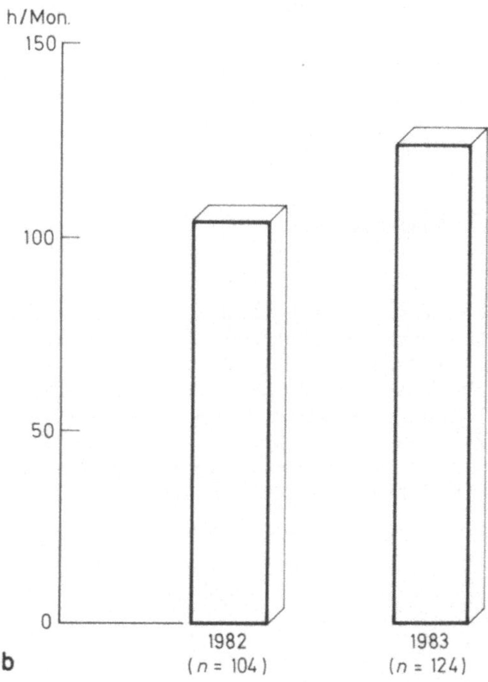

Abb. 4 a, b. Jährlicher (**a**) und monatlicher (**b**) Zeitaufwand (Urlaubs- und Feiertage sind berücksichtigt)

Finanzieller Aufwand
Bei Zugrundelegung des z.Z. üblichen Kilometersatzes von 36 Pfennig entstanden 1983 Kosten für die Pkw-Fahrten in Höhe von DM 1925,–. Die Telefonkosten betrugen 1983 DM 903,–. Es ergaben sich somit bei Berücksichtigung der beiden größten Faktoren jährliche Kosten für die Stomatherapeutin in Höhe von DM 2828,–.

2.2 Zusammenfassung und Ausblick

Der große Erfolg des Kieler Modells der ambulanten, klinikassoziierten Stomatherapeutin, der sich bereits in der Einjahresanalyse abzeichnete (Thiede et al. 1982) bestätigte sich durch die vorliegende Untersuchung.

Zunehmende Patientenzahl, ein hoher Anteil von Problemlösungen, ausgesprochen hohe Akzeptanz durch die niedergelassenen Ärzte, Zunahme der Leistung bei geringen Kosten, untermauern eindeutig, daß hier eine richtige Konzeption vorlag, die dank der für diese Aufgabe bestens geeigneten Mitarbeiterin sehr gut realisiert wurde. Mit einer monatlichen Arbeitsbelastung von 124 h scheint nun aber endgültig der Rahmen einer ehrenamtlich durchführbaren Tätigkeit überschritten, da nunmehr nur wenige Stunden zu einer Vollzeitbeschäftigung fehlen.

Ein zunehmender Bedarf dieses sozialen Dienstes beruht auf

- der wachsenden Zahl von Stomaträgern, die sich aus der zunehmenden Häufigkeit maligner Enddarmerkrankungen erklärt, sowie
- dem zunehmenden Bekanntheitsgrad und dem hervorragenden Ruf der Stomatherapeutin, der auch durch die vorliegende Analyse bestätigt wird.

Um dieses segensreiche Modell über 1984 hinaus fortzuführen, bedarf es der intensiven Diskussion, wie die wachsenden Aufgaben der Stomatherapeutin zukünftig erfüllt werden können. Trotz der gegenwärtigen schwierigen finanziellen Situation ist die Lösung dieser Frage im Interesse der Patienten erforderlich.

3 Literatur

Thiede A, Hein H, Jostarndt L, Dommes M, Hamelmann H (1982) 1-Jahres-Analyse des Kieler Modells der ambulanten klinikassoziierten Stomatherapeutin. Jahresbericht 1982. Schleswig-Holsteinische Krebsgesellschaft e.V., Kiel, S 39–43

Thiede A, Jostarndt L, Hein H, Hamelmann H (1983) Das Kieler Modell der ambulanten klinikassoziierten Stomatherapeutin. ILCO-Praxis 10/1: 23–28

Thiede A, Hein H, Jostarndt L, Dommes M, Hamelmann H (1985) Das „Kieler Modell der ambulanten klinikassoziierten Stomatherapeutin" in der Praxis. Eine 1-Jahres-Analyse. Schl.-Holst. Ärztebl. 38, 22–28

Anhang 1. Fragebogen für die Patienten

(Bitte Zutreffendes ankreuzen und dieses Blatt im Freiumschlag zurücksenden.)

Ich erfuhr von der Stomatherapeutin, Schwester Hanna Hein, durch

- O die Klinik
- O Mitpatienten
- O die ILCO
- O meinen Hausarzt
- O auf anderem Weg: ....

Mein Hausarzt ist (bitte Namen und Adresse angeben):

....

Ich wandte mich an Schwester Hanna (bitte Hauptgrund doppelt ankreuzen)

- O wegen Problemen mit der Stomaversorgung
- O zum Erlernen der Irrigation
- O wegen familiärer Probleme
- O wegen psychischer Probleme
- O mit der Bitte um Hilfe bei sozialen Problemen (Umgang mit Behörden, Krankenkasse, Kur-, Rentenanträge, Haushaltshilfe, finanzielle Schwierigkeiten)
- O wegen sonstiger Probleme: ....

Durch den Kontakt mit Schwester Hanna wurden die genannten Probleme

O gelöst	O blieben unbeeinflußt
O gebessert	O verschlimmert

Der Dienst der ambulanten Stomatherapeutin

- O sollte unbedingt erhalten werden
- O nach Möglichkeit erhalten werden
- O ist entbehrlich
- O kurze Begründung: ....

....

....

(Name in Druckschrift) (Unterschrift) (Datum)

Anhang 2. Fragebogen zur Beurteilung der ambulanten Stomatherapeutin durch niedergelassene Ärzte

Kenntnisnahme

Ich erfuhr von der Tätigkeit der Stomatherapeutin

- O durch Patienten
- O durch Kontakte mit Schwester Hanna selbst
- O noch gar nicht

Beurteilung durch Patienten

Mein(e) Patient(en) berichtete(n) mir, daß er (sie) sich an die Stomatherapeutin wandte(n) wegen:

- O Stomaversorgungsproblemen
- O zum Erlernen der Irrigation
- O wegen sozialer Probleme (Umgang mit Behörden, Krankenkasse, Kur-, Rentenanträge, Haushaltshilfe, finanzieller Schwierigkeiten)
- O durch die Erkrankung bedingter zwischenmenschlicher Probleme in der Familie
- O psychischer Probleme

Aus der Schilderung meines(er) Patienten(in) habe ich den Eindruck, diese Probleme wurden unter Mithilfe der Stomatherapeutin

O gelöst	O blieben unbeeinflußt
O gebessert	O verschlechtert

Eigene Beurteilung

Die Tätigkeit der Stomatherapeutin ist im Rahmen der ärztlichen Betreuung der Stomaträger

- O eine notwendige Ergänzung
- O eine wichtige Ergänzung
- O nicht erforderlich
- O nachteilig

Bitte eine kurze Begründung ihres Urteils: ....

Ergänzungen:

....

(Stempel) (Datum)

Anhang 3. Stellungnahme

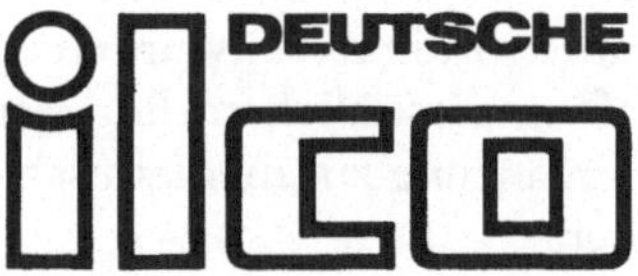

Deutsche Ileostomie-Colostomie-Urostomie-Vereinigung e. V.

Deutsche ILCO e. V.
Regionalgruppe Kiel
Werner Wierig
Düvelsbeker Weg 47
2300 Kiel

Tel. 0431 – 337022

Ihre Nachricht vom   Ihr Zeichen   Unsere Zeichen   Tag

Stellungnahme

der Deutschen ILCO e. V., Regionalgruppe Kiel, zur als notwendig erachteten Einrichtung einer Planstelle für eine klinikassoziierte Stomatherapeutin, gegeben aufgrund der Erfahrung mit der bisher in dieser Eigenschaft tätigen Klinikschwester i. R., Frau H. H.

Frau H. H. nahm als Stomatherapeutin in der Zeit meiner Beurteilungsmöglichkeit, vom 1. Januar 1982 bis heute, folgende Funktionen wahr:

1. fachlich-technische Beratung im Rahmen der allgemeinen Sprechstunde der allgemeinchirurgischen Abteilung des Universitätsklinikums, die auch von den der ILCO-Regionalgruppe Kiel angehörenden Patienten in Anspruch genommen wird;
2. fachkundige Hilfestellung und Beratung zur Lösung spezieller Stomabehandlungs- und Versorgungsprobleme:
   – Hausbesuche auf Wunsch der Betroffenen,
   – Behebung von Hautbehandlungsproblemen und Überwachung sonstiger stomagerechter Maßnahmen zusammen mit den Patienten,
   – praktische Unterweisung über bestimmte Versorgungstechniken bei Prolaps, Hernien, Hautirritationen, insbesondere aber zur Irrigationstechnik,
   – Unterrichtung interessierter Gruppen (z. B. Schwesternschaft) über alle Fragen der Stomaträgerbetreuung;

3. Schulung einzelner Patienten und, wenn nötig und möglich, auch von deren Familienangehörigen mit dem Ziel, die Lebensqualität der Betroffenen weitgehend zu verbessern (dazu Anbahnung und Pflege der Kontakte zu amtlichen Stellen wie Gesundheits-, Versorgungs-, Sozialamt etc.); in Einzelfällen auch Betreuung von Patienten in Altenheimen;
4. Mitarbeit bei Herstellung bzw. Wahrung des Vertrauensverhältnisses zwischen prä- und postoperativen Betroffenen und der Ärzteschaft.

Die genannten Tätigkeiten wurden von Schwester H. H. mit großer Sachkunde und beispielhaftem persönlichem Engagement durchgeführt und haben sich als unverzichtbare Ergänzung zur medizinisch-technischen Klinikbehandlung der Stomaträger erwiesen.

Diese Beurteilung der klinikassoziierten Stomatherapeutin gebe ich im Namen der Mitglieder der ILCO-Regionalgruppe, deren individuelle Erfahrungen ebenso wie die Besucherfrequenz in der Stomasprechstunde im Rahmen des „Kieler Modells" die Fortführung und den Ausbau dieses Betreuungsangebots dringend und unerläßlich erscheinen lassen.

Kiel, den 11. August 1984 gez. Werner Wierig
Sprecher der Regionalgruppe Kiel
der Deutschen ILCO e. V.

Sachverzeichnis

A. Huber, A. H. C. v. Hochstetter, M. Allgöwer

Transssphinktere Rektumchirurgie

Topographische Anatomie und Operationstechnik

1983. 31 überwiegend farbige Abbildungen in 58 Einzeldarstellungen. VII, 83 Seiten
Gebunden DM 124,–. ISBN 3-540-12583-3

In diesem Buch wird die topographische Anatomie für den transsphinkteren Zugang zum Rektum sowie die Operationstechnik dargestellt. Im Gegensatz zu den bekannten Operationslehren werden in diesem Atlas die anatomischen Grundlagen auf der Basis von exakten Präparationen der einzelnen Elemente des Ano-Rektums, seine Gefäßversorung und Innervation sowie die funktionellen Zusammenhänge bei der Gewährleistung der Kontinenz abgehandelt. Dabei wird auf Verbesserungen, die aufgrund der anatomischen Studien erzielt werden konnten, aber auch auf technische Schwierigkeiten und ihre Beherrschung hingewiesen. Schließlich werden die klinischen Erfahrungen mit dieser Operationstechnik sowie die Indikationen anhand zahlreicher Beispiele dargelegt und diskutiert.
Die eindurcksvollen Illustrationen, die von A. Huber persönlich angefertigt wurden, suchen ihresgleichen. Jeder Operateur wird diesen Atlas als unentbehrliches Nachschlagewerk dankbar begrüßen.

Dickdarm

Herausgeber: **K. Müller-Wieland**

Bearbeitet von zahlreichen Fachwissenschaftlern
1982. 338 Abbildungen, 125 Tabellen. XXIV, 1173 Seiten.
(Handbuch der inneren Medizin, Band 3, Teil 4)
Gebunden DM 860,–
Subskriptionspreis (gilt bei Verpflichtung zur Abnahme aller Teilbände bis zum Erscheinen des letzten Teilbandes von Band 3)
Gebunden DM 688,–. ISBN 3-540-10541-7

Dieser Band befaßt sich mit den umfangreichen Neuerungen im Bereich der Erkrankungen des Dickdarms.
Unter Einbeziehung der modernen Erkenntnisse auch aus der Biochemie und Physiologie behandelt er alle Aspekte neuer Entwicklungen und Möglichkeiten in Diagnostik und Therapie. Wesentliche Beiträge stammen aus immunologischen und epidemiologischen Untersuchungen. Einen Wendepunkt in der Diagnostik brachte die Fiberendoskopie. Neue pharmakologische Arbeiten und klinische Studien stellen die Therapie auf eine sichere wissenschaftliche Basis.
Aus der Fülle neuer Entwicklungen werden die gesicherten Erkenntnisse hier erstmals in handbuchmäßig umfassender, zugleich übersichtlicher und für Klinik und Praxis verständlicher Form zusammengefaßt.

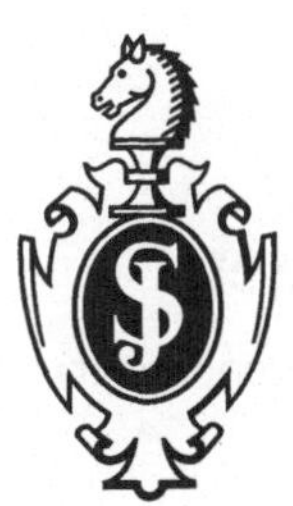

Springer-Verlag
Berlin
Heidelberg
New York
Tokyo